Ahmed Alkafrawy

Uso de L.A. pré-institucional vs intraperitoneal em colecistectomia lap. colecistectomia

Ahmed Alkafrawy

Uso de L.A. pré-institucional vs intraperitoneal em colecistectomia lap. colecistectomia

ScienciaScripts

Imprint

Cover image: www.ingimage.com

This book is a translation from the original published under ISBN 978-3-659-85204-6.

Publisher:
Sciencia Scripts
is a trademark of
Dodo Books Indian Ocean Ltd. and OmniScriptum S.R.L publishing group

120 High Road, East Finchley, London, N2 9ED, United Kingdom
Str. Armeneasca 28/1, office 1, Chisinau MD-2012, Republic of Moldova, Europe
Printed at: see last page
ISBN: 978-620-8-35599-9

CONTEÚDO

RECONHECIMENTO

Antes de mais, sinto-me sempre em dívida para com Deus, bondoso e misericordioso.

Dr. ***Hatem Mahmoud Sultan****, professor de cirurgia geral e laparoscópica, pelo seu amável apoio, orientação cuidadosa, grande encorajamento e conselhos valiosos ao longo deste trabalho.*

Muito obrigado ao Dr. ***Nehad Abdo Zaid****, professor assistente de cirurgia geral e vascular, pelo seu esforço, ideias e apoio ao longo desta tese.*

Um agradecimento muito especial aos meus pais, mulher e filho e a toda a minha família pelo seu apoio e encorajamento ao longo deste trabalho.

LISTA DE ABREVIATURAS

Abbreviation	Name	Page no.
LC	Laparoscopic cholecystectomy	8
LA	Local anaesthetic	9
RHA	Right hepatic artery	15
OL	Open cholecystectomy	24
ECG	Electrocardiogram	25
CBD	Common bile duct	29
SPA	single-port access surgery	40
SILS	single-incision laparoscopic surgery	40
CNS	Central Nervous System	42
NSAIDs	Non-steroidal anti-inflammatory drugs	43
VRS	Verbal rating scale	50
VAS	visual analogue scale	50
NRSs	Numerical rating scales	50
MPQ	McGill Pain Questionnaire	53
PRI	Pain Rating Index	53
NWC	Number of words chosen	53
PPII	Present Pain Intensity Index	54
PPIS	Present Pain Intensity Scale	54
SF-MPQ	Short-Form McGill Pain Questionnaire	55
QST	Quantitative sensory testing	57
PCA	Patient controlled analgesia	58
ASA	American Society of Anaesthesia	66
CBC	Complete blood count	66
IPLA	intraperitoneal local anesthetic	67

INTRODUÇÃO

Os procedimentos operatórios laparoscópicos revolucionaram a cirurgia com muitas vantagens: uma incisão mais pequena e mais cosmética, menor perda de sangue, menor permanência pós-operatória e dor, o que reduz os custos hospitalares **(RajniGupta, J. Bojra, et al., 2010).**

No entanto, os doentes submetidos a procedimentos laparoscópicos sentem dor pós-operatória, especialmente na parte superior e inferior do abdómen, nas costas e na região dos ombros. A intensidade da dor geralmente atinge o pico durante as primeiras horas de pós-operatório e geralmente diminui nos dois a três dias seguintes **(RajniGupta et al., 2010).** A dor após a laparoscopia resulta do estiramento da cavidade intra-abdominal **(Newcomb W et al., 2007)**, da inflamação peritoneal e da irritação do nervo frénico causada pelo dióxido de carbono residual na cavidade peritoneal **(O'Hanlon DM et al., 2008).**

A injeção intra-peritoneal de anestésico local tem sido proposta para minimizar a dor pós-operatória após colecistectomia laparoscópica LC. Existem vários relatórios sobre a eficácia da administração intra-peritoneal de anestésico local para analgesia após cirurgia laparoscópica **(Barczynski M et al., 2006).**

A etiologia exacta da dor pós-laparoscópica ainda não é clara. No entanto, parece ser multifatorial e o tratamento de qualquer um dos factores isoladamente não permite alcançar o resultado desejado. As causas incluem o início do pneumoperitoneu, o tipo de gás insuflado e o pH intra-abdominal, o gás intraperitoneal residual, a temperatura do gás, a humidade e a utilização de determinados medicamentos anestésicos e anti-inflamatórios. Outros factores que contribuem para esta situação são a dor relacionada com o acesso, o estatuto sociocultural e factores individuais **(White P, 2005).**

A facilidade de utilização e a segurança dos anestésicos locais LA são bem reconhecidas e, coletivamente, constituem uma das classes de fármacos mais importantes nos cuidados perioperatórios. A principal vantagem dos agentes anestésicos locais é que não têm os efeitos adversos dos opióides administrados por via sistémica, tais como sedação pós-operatória, náuseas, paralisia gastrointestinal e supressão respiratória, e actuam diretamente no tecido em que são aplicados **(Kehlet H et al.,2007) .**

Considera-se que a dor após CL tem 3 origens principais: os locais de incisão, o pneumoperitoneu em associação com alterações locais (estiramento peritoneal e diafragmático, isquemia, acidose) e sistémicas (hipercarbia causando excitação do sistema nervoso simpático resultando em amplificação da resposta inflamatória tecidular local) e a ferida pós-colecistectomia no fígado. A dor abdominal total após CL abrange todos estes aspectos, sendo a maior componente (50% a 70%) proveniente dos locais de incisão, seguida do pneumoperitoneu (20% a 30%) e da colecistectomia (10% a 20%)

(Chang SH et al.,2009).

Muitas vezes, a dor após a CL pode ter origem no local da incisão (dor incisional), em estruturas viscerais (dor abdominal) ou ser referida a partir da região subdiafragmática como dor no ombro. A dor no ombro é frequentemente de intensidade ligeira e pode permanecer durante 24 horas **(Peng PW et al., 2010).**

A dor incisional é geralmente de intensidade ligeira a moderada, sendo máxima no pós-operatório imediato e diminuindo com o tempo.10 A dor abdominal após CL pode ocorrer por várias razões:

estiramento do peritoneu parietal devido à insuflação de gás intraperitoneal, libertação de mediadores inflamatórios dos tecidos moles ou dissecção da vesícula biliar do leito hepático. A razão para a acentuada variação da dor entre indivíduos permanece pouco clara, mas pode dever-se a múltiplos factores, incluindo o tamanho das incisões, a duração da cirurgia, o sangue, a bílis ou o gás insuflado no final da cirurgia. Também pode ser influenciada pela duração da cirurgia, experiência do cirurgião, quantidade total de perda de sangue, bem como pela instilação de soro fisiológico para "diluir" quaisquer mediadores locais da dor **(Alper I et al., 2009).**

Objetivo do trabalho:

O objetivo deste trabalho é avaliar o papel do uso de anestésico local intraperitoneal e no local do porto na colecistectomia laparoscópica no alívio da dor pós-operatória.

REVISÃO DA LITERATURA

ANATOMIA DA VESÍCULA BILIAR

Anatomia relevante para a colecistectomia:

Anatomia básica:

Vesícula biliar:

A vesícula biliar é um órgão em forma de pera situado numa fossa na superfície inferior do fígado. A sua forma e volume são variáveis. Normalmente está presente na junção dos segmentos 4 e 5 (e no limite inferior do plano principal ou linha de Calot). A sua posição em relação ao fígado pode variar. Por exemplo, pode estar parcial ou totalmente inserida no parênquima hepático, a chamada vesícula biliar "intra-hepática". Isto pode criar dificuldades na dissecção e aumentar a possibilidade de lesão intra-operatória do fígado **(Nagral S Anatomy, 2005).**

Embora o pedículo principal direito esteja bastante profundo no parênquima hepático, grandes ramos portais e venosos hepáticos atravessam o fígado a uma profundidade de cerca de 1 cm da vesícula biliar.

Assim, uma laceração profunda do fígado durante a dissecção da vesícula biliar da sua fossa pode ocasionalmente sangrar profusamente. Além disso, durante a dissecção, pode ser importante estar do lado da vesícula biliar e não do parênquima hepático **(Van de Graaff Human Anatomy, 2003).**

A vesícula biliar é dividida em um fundo, um corpo e um pescoço ou infundíbulo. A bolsa de Hartmann, uma bolsa exterior da parede na região do colo, é reconhecida mais como um resultado de patologia sob a forma de dilatação ou presença de cálculos **(Center SA, 2009).**

Esta bolsa tem um tamanho variável, mas uma bolsa de Hartmann grande pode ocultar o ducto cístico e o triângulo de Calot, o que pode ser resultado de um alargamento simples ou devido a aderência ao ducto cístico ou ao ducto biliar. Assim, um pequeno ducto cístico pode ficar completamente escondido e a tração sobre a vesícula biliar pode levar a que o ducto biliar se assemelhe ao ducto cístico. Uma forma exagerada do mesmo processo é o "síndroma de Mirizzi", no qual um grande cálculo na área da bolsa de Hartmann adere ou erode para o ducto biliar. Este facto pode criar grandes dificuldades durante uma colecistectomia **(Gadacz TR., 2000).**

Ducto cístico:

O ducto cístico une a vesícula biliar ao ducto biliar e é uma das estruturas importantes que necessitam de uma identificação e divisão adequadas durante uma colecistectomia normal. O seu comprimento é variável e normalmente varia entre 2 e 4 cm **(Mulvihill SJ., 2003).**

Cerca de 20% dos ductos císticos têm menos de 2 cm. Por conseguinte, pode haver muito pouco espaço para colocar clips ou ligaduras. A verdadeira ausência do ducto cístico é extremamente rara e, se o ducto não for visto, é mais provável que esteja escondido. O ducto cístico tem normalmente 2-3 mm de largura. Pode dilatar-se na presença de patologia (cálculos ou cálculos anteriores). O ducto biliar normal também tem cerca de 5 mm e, por isso, pode parecer um ducto cístico ligeiramente dilatado. Em geral, um ducto cístico com mais de 5 mm (ou a necessidade de utilizar uma pinça muito grande para ocluir completamente o ducto) deve suscitar a suspeita de uma identidade errada com o ducto biliar antes de ser pinçado ou ligado **(SSAT patient care guidelines, 2004).**

O ducto cístico une-se à vesícula biliar no colo e este ângulo pode ser bastante agudo. Além disso, o modo de união pode ser suave, afunilado ou abrupto. No lado do ducto biliar, o seu modo de união apresenta variações significativas **(Nagral S Anatomy, 2005).**

Uma vez que estas variações não são raras, pode não ser seguro dissecar o ducto cístico até à sua junção com o ducto biliar.

É importante recordar que, mesmo na variedade de inserção inferior, o ducto cístico raramente passa por trás do duodeno e, por conseguinte, é mais provável que uma estrutura ductal que passe por trás do duodeno seja o próprio ducto biliar. Estão descritos ductos císticos duplos, mas são extremamente raros e, por conseguinte, duas estruturas ductais que entram na vesícula biliar devem ser sempre vistas com desconfiança. Além disso, o ducto cístico não tem vasos na sua superfície, ao passo que o ducto biliar tem esses vasos visíveis **(Suell MN et al., 2004).**

Artéria cística e artéria hepática direita

A artéria cística é um ramo da artéria hepática direita (AHD) e tem geralmente a sua origem no triângulo de Calot. Tem um comprimento variável e entra na vesícula biliar na zona do pescoço ou do corpo. O trajeto e o comprimento da artéria cística no triângulo de Calot são variáveis. Embora classicamente a artéria atravesse o triângulo quase no seu centro, pode ocasionalmente estar muito próxima ou mesmo abaixo do ducto cístico **(Chattopadhyay D et al., 2005).**

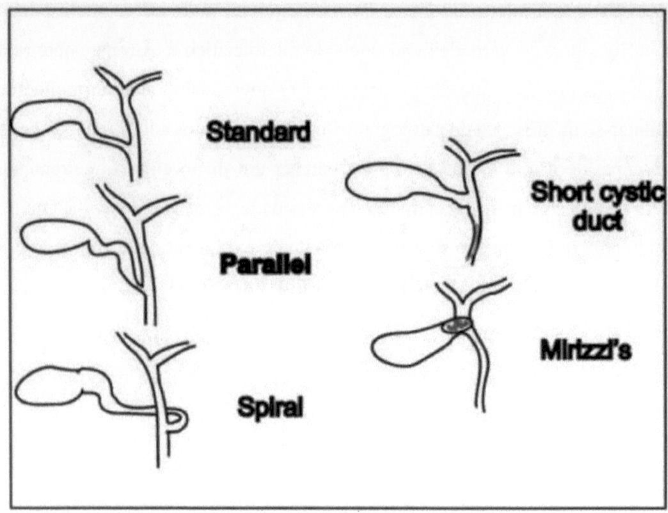

Figure 1: Modes of union of cystic duct with bile duct

Figura 1 (Nagral S. Anatomia relevante para colecistectomia.J Min Access Surg 2005)

Normalmente, dá origem a um ramo anterior ou superficial e a um ramo posterior ou profundo. Esta ramificação ocorre normalmente perto da vesícula biliar. Quando o ponto de dissecção está muito próximo da vesícula biliar, como numa LC, ou a ramificação é proximal, pode ser necessário ligar separadamente os dois ramos (**Vinay Kumar Kapoor, 2012**).

Além disso, se a presença de um ramo posterior não for apreciada, pode causar hemorragias incómodas durante a dissecção posterior. Além disso, a artéria cística emite ramos diretos para o ducto cístico. Estes pequenos vasos foram melhor apreciados na era da LC e precisam de ser divididos para obter um comprimento do ducto cístico antes da divisão **(Saladin K.S. Human Anatomy, 2004).**

A ARH normalmente segue atrás do ducto biliar e junta-se ao pedículo direito no alto do triângulo de Calot. Pode aproximar-se muito da vesícula biliar e do ducto cístico sob a forma de "Caterpiller" ou "Moynihan" **(Nagral S Anatomy, 2005).**

Embora a incidência desta variação seja variável, parece ser suficientemente comum para merecer uma descrição pormenorizada e pode atingir os 50% .

Se tal corcunda estiver presente, a artéria cística, por sua vez, é muito curta. Nesta situação, a ARH pode ser erroneamente identificada como a artéria cística ou rasgada em tentativas de ligadura da artéria cística **(Ginsburg, 2007).**

Existe uma incidência de 2 a 15% de artéria cística dupla. Por conseguinte, pode ser ocasionalmente necessário ligar duas artérias à vesícula biliar. Quando a artéria cística não se origina da ARH, mas de outros vasos, como a artéria hepática comum ou a artéria hepática esquerda (2-5%), ela cruza o ducto biliar anteriormente e pode ser suscetível de lesão. Além disso, a artéria mesentérica superior pode dar origem à artéria cística, caso em que ascende à vesícula biliar abaixo do ducto cístico. Uma ARH acessória ou substituída da artéria mesentérica superior, que é uma variação observada em quase 15% dos indivíduos, a ARH percorre o triângulo de Calot (e, por conseguinte, mais perto da vesícula biliar) e, por sua vez, tem uma artéria cística mais curta **(Katz DS et al.,2013).**

Condutas acessórias e aberrantes

Existe um grande número de condutas acessórias descritas na rede de drenagem biliar do fígado. No entanto, as condutas acessórias que provavelmente serão encontradas durante uma colecistectomia são as que drenam parte do lobo direito. Estes ductos são tipicamente pequenos e percorrem o triângulo de Calot (e, portanto, perto da vesícula biliar) antes de entrarem no ducto hepático comum separadamente abaixo da confluência do ducto direito e esquerdo a distâncias variáveis. **(Anatomia de Nagral S, 2005).**

Estes ductos podem drenar porções substanciais do lobo direito do fígado, um dos sectores (dois segmentos) ou um segmento e podem, de facto, ser a única drenagem dessa parte do fígado, caso em que são mais precisamente designados por ductos "aberrantes". Estudos colangiográficos demonstraram que existe uma incidência de quase 20% de ductos anteriores ou posteriores direitos que se juntam ao ducto hepático comum separadamente e não sob a forma de um ducto direito **(McAneny D, 2008).**

Se esse ducto for lesionado, pode provocar uma estase biliar substancial ou uma fuga. O tamanho do ducto pode ser um indicador indireto da quantidade de fígado que drena. Por conseguinte, tem sido recomendado que, em caso de lesão, se o ducto tiver mais de 3 mm, deve ser sempre drenado para uma ansa de Roux.

Em alternativa, é possível efetuar um colangiograma através do ducto para avaliar a quantidade de fígado que este drena, bem como se é acessório ou aberrante. Com o reconhecimento crescente de lesões nestas vias, estas foram agora agrupadas num tipo separado na recente classificação de Strasberg das lesões das vias biliares **(KD Lillemoe, 2008).**

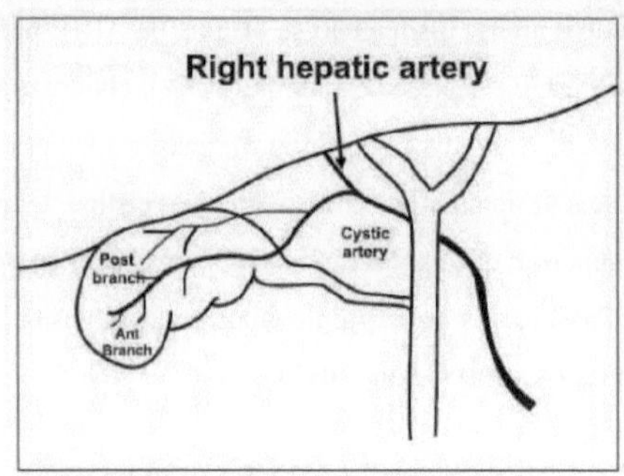

Figure 2: Anterior and posterior branches of the cystic artery

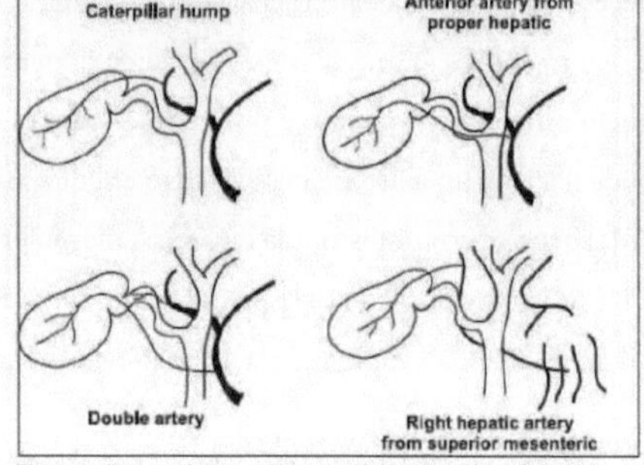

Figure 3: Some variations of the arterial supply to the gallbladder

Figure 2 Figure 3

(Nagral S, Anatomy relevant to cholecystectomy.J Min Access Surg 2005)

Triângulo de Calot

Este famoso triângulo foi descrito como sendo delimitado pelo ducto cístico, o ducto biliar e a artéria cística na sua descrição original por Calot em 1891. Na sua interpretação atual, o limite superior é formado pela superfície inferior do fígado, sendo os outros dois limites o ducto cístico e o ducto biliar. O seu conteúdo inclui normalmente a ARH, a artéria quística, o nódulo linfático quístico (de Lund), tecido conjuntivo e linfático **(Tina Sanders et al., 2007).**

Ocasionalmente, pode conter ductos e artérias hepáticas acessórias, como discutido anteriormente. É este espaço triangular que é dissecado numa colecistectomia para identificar a artéria cística e o ducto cístico antes da ligadura e divisão. Na realidade, pode ser um pequeno espaço potencial em vez de um grande triângulo, o que faz com que a dissecção do seu conteúdo sem danificar as estruturas adjacentes seja o passo mais difícil de uma colecistectomia. Além disso, o espaço pode ser obscurecido e encolhido por vários mecanismos. O limite esquerdo (ou medial) do triângulo formado pelo ducto biliar é a estrutura mais importante, que precisa de ser salvaguardada **(Omar Faiz et al., 2002).**

Anatomia laparoscópica

O advento e a popularidade da cirurgia laparoscópica conduziram a um novo olhar e a uma nova compreensão da anatomia biliar, especialmente da área do triângulo de Calot, e o termo "anatomia laparoscópica" encontrou efetivamente um lugar mesmo nos textos de anatomia. Embora uma discussão pormenorizada de todos os factores peculiares à laparoscopia que contribuem para o aumento da incidência de lesões esteja fora do âmbito desta análise, a diferente "visão laparoscópica" anatómica da área em redor da vesícula biliar, especialmente do triângulo de Calot, contribui para a identificação incorrecta das estruturas **(James S White, 2003).**

O método de retração durante o procedimento laparoscópico tende a distorcer o triângulo de Calot, achatando-o em vez de o abrir. Além disso, a relutância (ou dificuldade) em efetuar uma primeira colecistectomia do fundo do olho durante o procedimento laparoscópico, por oposição ao procedimento aberto, também contribui para a mesma falta de exposição do triângulo de Calot **(Moore K et al., 2005).**

Por fim, a dissecção "posterior" ou "inversa" do triângulo de Calot, que é popular durante uma LC, dá novamente uma visão diferente da área que pode levar a uma maior distorção anatómica **(Ross e Wilson, 2001).**

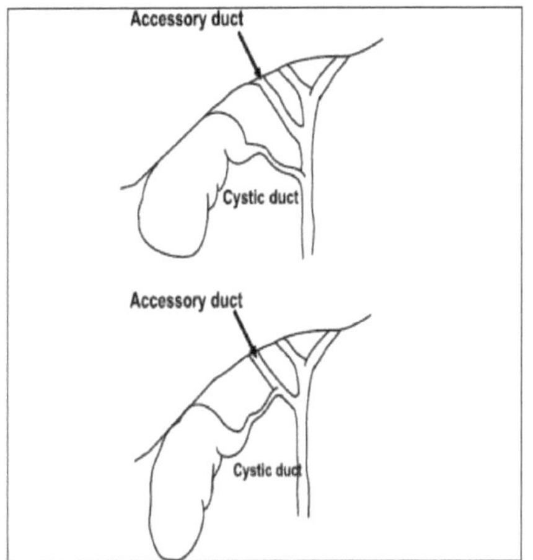

Figure 4: Accessory bile ducts relevant to cholecystectomy

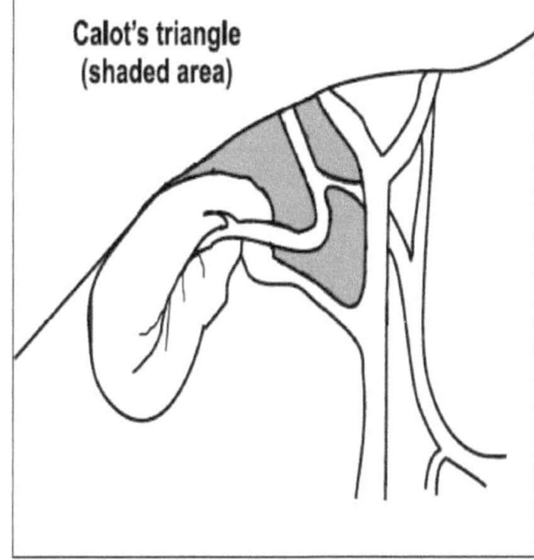

Figure 5: Calot's triangle

Journal of Minimal Access Surgery | June 2005 | Volume 1 | Issue 2

Figure 4 Figure 5

(Nagral S, Anatomy relevant to cholecystectomy.J Min Access Surg 2005)

O sulco de Rouviere é uma fissura no fígado entre o lobo direito e o processo caudado e é claramente visto durante uma LC durante a dissecção posterior na maioria dos doentes **(Kahle, Color Atlas of Human Anatomy, 2003).**

Corresponde ao nível da porta hepatis, onde o pedículo direito entra no fígado, pelo que se recomenda que toda a dissecção seja mantida a um nível acima (ou anterior) deste sulco para evitar lesões na via biliar. Além disso, sendo este um ponto de referência "extrabiliar", não é afetado pela distorção da junção do ducto cístico com a vesícula biliar, juntamente com a demonstração de um espaço entre a vesícula biliar e o fígado livre de qualquer outra estrutura que não a artéria cística (viúva de segurança ou visão crítica), também é recomendado como um passo essencial para evitar lesões do ducto biliar **(Royce L. Montgomery, 2002)**.

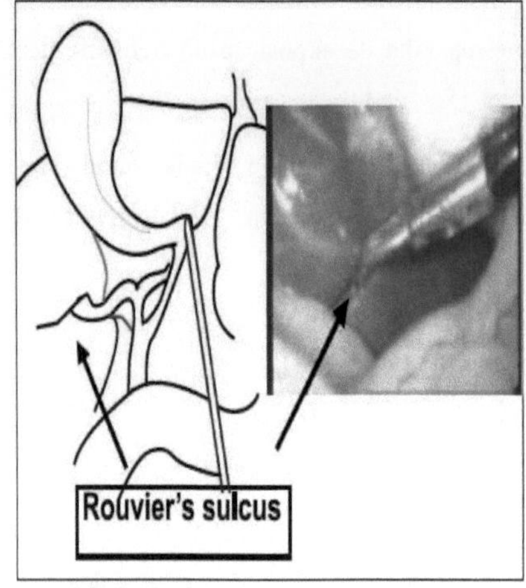

Figure 6: Rouviere's sulcus

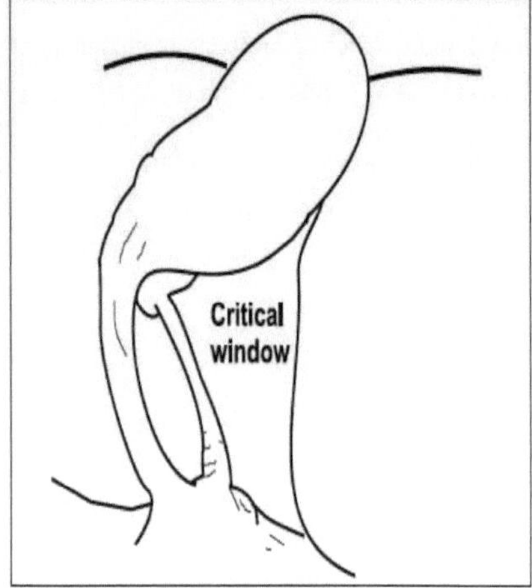

Figure 7: The critical view or safety window

Journal of Minimal Access Surgery | June 2005 | Volume 1 | Issue 2

Figure 6 Figure 7

(Nagral S, Anatomy relevant to cholecystectomy.J Min Access Surg 2005)

Colecistectomia laparoscópica

Indicação:

As indicações gerais para a colecistectomia laparoscópica (CL) são as mesmas que para o procedimento aberto. Embora a CL tenha sido originalmente reservada a doentes jovens e magros, atualmente a CL também é oferecida a doentes idosos e obesos; os doentes destas últimas categorias podem, de facto, beneficiar ainda mais da cirurgia através de pequenas incisões **(Gupta SK et al., 2004).**

Contra-indicações:

As contra-indicações absolutas incluem a incapacidade de tolerar a anestesia geral e a coagulopatia não controlada. Os pacientes com doença pulmonar obstrutiva grave ou insuficiência cardíaca congestiva (por exemplo, fração de ejeção cardíaca < 20%) podem não tolerar o pneumoperitoneu com dióxido de carbono e podem ser melhor servidos com colecistectomia aberta (OC) se a colecistectomia for absolutamente necessária **(Kwon YJ et al., 2013).**

O cancro da vesícula biliar deve ser considerado uma contraindicação para a colecistectomia laparoscópica (CL). Se o cancro da vesícula biliar for diagnosticado no intra-operatório, a operação deve ser convertida para um procedimento aberto. Teoricamente, um procedimento aberto permite um desempenho mais controlado, com menos hipóteses de derrame; além disso, podem ser colhidas amostras de gânglios linfáticos no intra-operatório para o estadiamento da doença **(Kwon YJ et al.,2013).**

As condições que outrora eram consideradas contra-indicações para a LC (por exemplo, vesícula biliar gangrenosa, empiema da vesícula biliar, fístulas bilio-entéricas, obesidade, gravidez, derivação ventrículo-peritoneal, procedimentos abdominais superiores anteriores, cirrose, coagulopatia) já não são contra-indicações para a abordagem laparoscópica, mas requerem cuidados especiais e preparação do paciente pelo cirurgião e uma avaliação cuidadosa do risco versus benefício. Uma vez que os cirurgiões acumularam uma vasta experiência com a técnica laparoscópica, estas contra-indicações foram eliminadas e abundam os relatos de casos realizados com êxito **(Kwon YJ et al., 2013).**

Equipamento:

- *Uma* fonte de luz com dois monitores de vídeo para o cirurgião e o assistente.
- Laparoscópio, 0° ou 30°
- Equipamento de insuflação de gás padrão
- Trocar de Hasson
- Trócaros, 5mm (2)
- Trocar subxifóide, 11 mm (Pode ser substituído por outro trocarte de 5 mm se estiver disponível um aplicador de clipes laparoscópicos de 5 mm).
- Pinças rombas
- Dissector de Maryland e gancho L
- Equipamento de electrocauterização
- Irrigador de sucção laparoscópico
- Aplicador de clipes laparoscópicos
- Anel de Endo
- Endo-peanut
- Saco Endocatch
- Os autores não utilizam rotineiramente um cateter de Foley para colecistectomia laparoscópica

(Litwin DE et al., 2008).

Posicionamento:

- Colocar o doente na posição supina.

- Colocar linhas intravenosas periféricas, juntamente com monitores de ECG, oximetria de pulso e tensão arterial.

- Intubar o doente e iniciar a anestesia geral.

- Abduzir os braços do doente ou colocá-los confortavelmente ao lado do corpo. Colocar as 2 torres laparoscópicas de cada lado do tronco do doente, na direção da cabeça. O cirurgião coloca-se do lado esquerdo do doente e o assistente do lado direito. Um assistente adicional, se presente, pode segurar o laparoscópio, mas tal não é essencial **(Litwin DE et al., 2008).**

Técnica:

- Preparar a pele inicialmente com clorexidina desde a linha do mamilo até aos ligamentos inguinais e lateralmente até à espinha ilíaca antero-superior. Em seguida, cobrir o campo operatório com campos esterilizados.

- Fazer uma incisão longitudinal de 1,5 cm na parte inferior do umbigo e aprofundá-la através da gordura subcutânea até à bainha do reto anterior. Com uma pinça de Kocher, agarrar o reflexo da linha alba no umbigo e elevá-lo cefalicamente (**Danny A Sherwinter et al., 2013).**

- Utilizando uma lâmina n.º 15, efetuar uma incisão longitudinal de 1,2 cm na linha alba. Utilizar um ponto de Vicryl 0 numa agulha UR para colocar pontos em U em cada lado da incisão fascial.

- Elevar o peritoneu entre 2 pinças rectas e incisá-lo, permitindo uma entrada segura na cavidade abdominal. Colocar um trocarte rombo de Hasson de 11 mm na cavidade abdominal e iniciar a insuflação de CO_2 até uma pressão máxima de 15 mm Hg (**Danny A Sherwinter et al.,2013).**

- Os autores preferem um laparoscópio de 30 graus porque consideram que permite uma melhor visualização das estruturas císticas a partir de vários pontos de vista. Um laparoscópio de 30 graus requer um operador mais habilidoso.

- Equilibrar o laparoscópio e avançar lentamente para a cavidade abdominal. Fazer uma incisão de 1,2 cm 3 dedos abaixo do processo xifoide e aprofundá-la na gordura subcutânea. Introduzir um trocarte de 11 mm na cavidade abdominal (sob visão direta) na direção da vesícula biliar através da parede abdominal, certificando-se de que entra mesmo à direita do ligamento falciforme. Em seguida, colocar a mesa em posição de Trendelenburg invertida com o lado direito para cima para permitir que o intestino delgado e o cólon se afastem do campo operatório (**Danny A Sherwinter et al.,2013).**

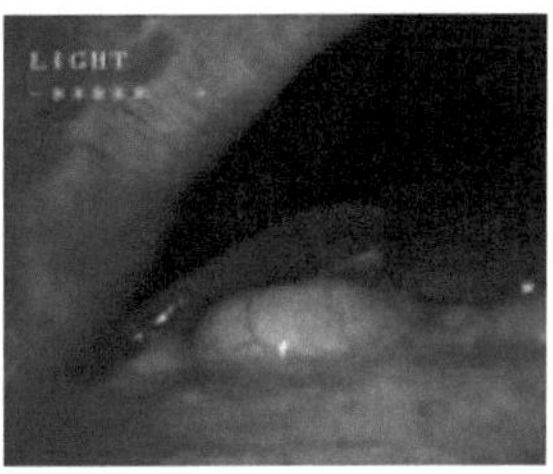

Figura 8: Visualização da vesícula biliar após colocação da mesa em posição de Trendelenburg invertida (**Danny A Sherwinter et al.,2013).**

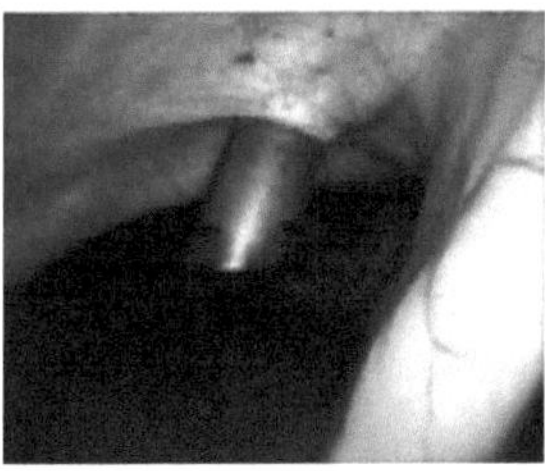

Figura9: Avanço do trocarte de 11 mm sob visão direta (**Danny A Sherwinter et al.,2013).**

- Agarrar o fundo da vesícula biliar com uma pinça de 5 mm colocada através da porta subxifóide de 11 mm. Elevar a vesícula biliar no sentido cefálico sobre a cúpula do fígado para ajudar a escolher as melhores posições laterais da porta de 5 mm.

- Depois de escolhidos os locais adequados, fazer incisões na pele e colocar 2 trocartes laterais de 5 mm na cavidade peritoneal sob visão direta (ver imagens abaixo). Colocar 2 pinças de 5 mm com mecanismos de bloqueio através de cada uma destas portas laterais (**Danny A Sherwinter et al.,2013).**

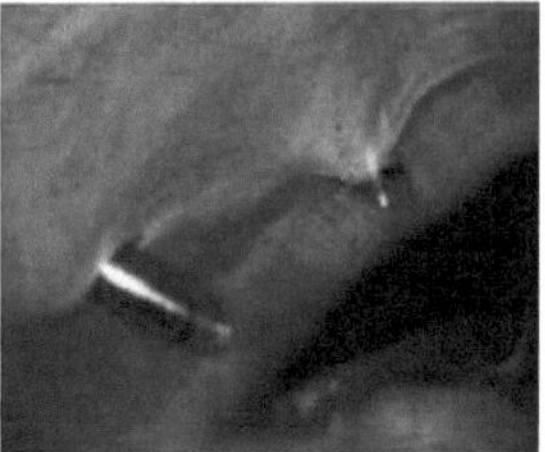

Figura 10: Colocação de duas portas de 5 mm sob visão direta (**Danny A Sherwinter et al.,2013).**

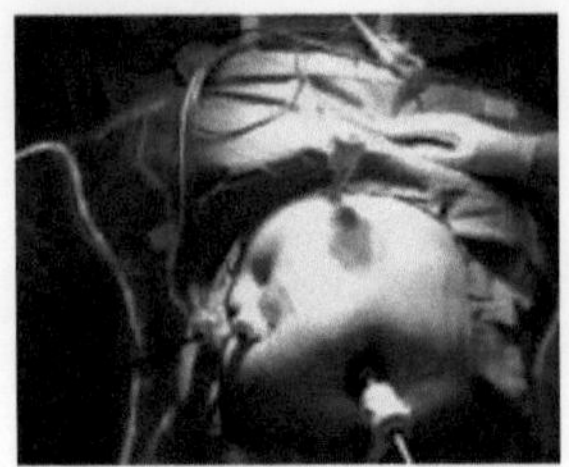

Figura 11: Vista externa após colocação de porta (**Danny A Sherwinter et al.,2013).**

- Utilizar a pinça lateral para agarrar o fundo biliar e mantê-lo cefálico sobre a cúpula do fígado. Utilizar a pinça medial para retrair o infundíbulo da vesícula biliar na direção caudolateral (ver imagens abaixo). Esta manobra endireita o ducto cístico, ou seja, retrai-o num ângulo de 90° em relação ao ducto biliar comum (CBD), e é um movimento de segurança fundamental para proteger o CBD de lesões inadvertidas. Em contrapartida, a retração do infundíbulo cefálico tende a alinhar o ducto cístico com o CBD, tornando-o mais propenso a lesões (**Danny A Sherwinter et al., 2013).**

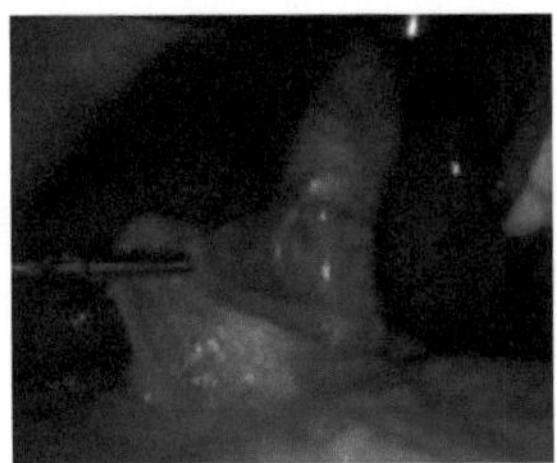

Figura12: Demonstra o fundo do olho retraído cefalicamente e a pinça lateral retraindo as aderências (**Danny A Sherwinter et al.,2013).**

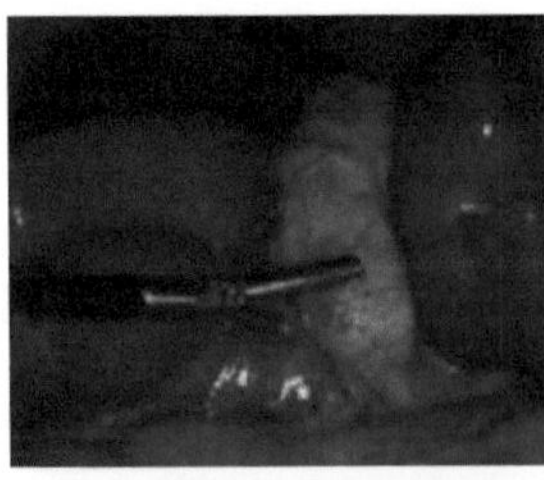

Figura13: Pinça medial para retrair o infundíbulo (**Danny A Sherwinter et al.,2013).**

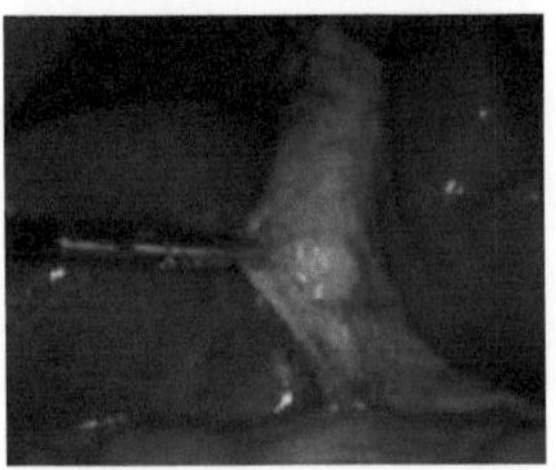

Figura14: O infundíbulo é retraído na direção caudolateral (**Danny A Sherwinter et al.,2013**).

- Ocasionalmente, podem ser encontradas aderências entre a vesícula biliar e o omento ou o duodeno. Estas podem ser lisadas com um cautério de gancho cuidadoso. Os autores preferem utilizar o electrocautério de gancho em L, que permite uma dissecção muito limpa e delicada, mas qualquer dispositivo electrocirúrgico pode ser utilizado para esta dissecção **(Litwin DE et al., 2008).**

- Uma vez alcançada a área do hilo da vesícula biliar, a importância da exposição e da dissecção delicada não pode ser enfatizada demais. Dissecar cuidadosamente e identificar o ducto cístico e a artéria no triângulo de Calot para obter a visão crítica. A visão crítica é obtida quando se consegue ver apenas duas estruturas que entram diretamente na vesícula biliar. Esta visão deve ser obtida antes da clipagem e transecção de quaisquer estruturas **(Strasberg SM, 2005).**

- A chave para a obtenção da visão crítica é a completa remoção do tecido areolar no espaço sub-hepático. Segurar o infundíbulo caudolateralmente e utilizar o gancho para marcar o peritoneu anterior sobre a junção infundíbulo-ducto cístico **(Litwin DE et al., 2008).**

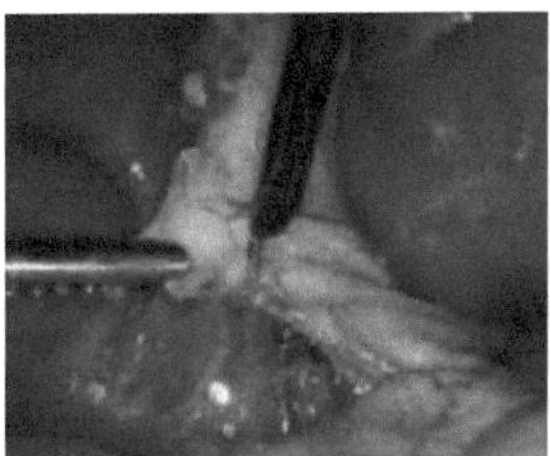

Figura15: Utilização de electrocauterização com gancho em L (**Danny A Sherwinter et al.,2013**).

- Em seguida, incisar o peritoneu ao longo do aspeto medial até 1 cm do fígado e continuar cefalicamente em direção ao fundo da vesícula biliar (**Danny A Sherwinter et al., 2013**).

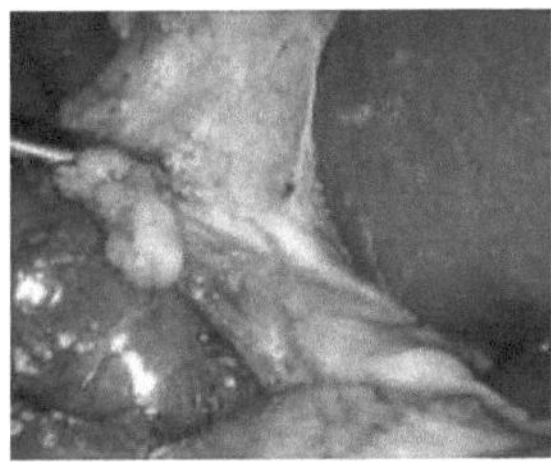

Figura16: Divisão do peritoneu ao longo do aspeto medial (**Danny A Sherwinter et al.,2013**).

- Em seguida, retrair a vesícula biliar caudomedialmente e repetir uma dissecção semelhante na superfície lateral. Esta técnica é por vezes designada por técnica *da bandeira* (**Danny A Sherwinter et al., 2013**).

- Um endo-peanut ou dissector pode ser de grande ajuda para definir melhor estas estruturas. Nesta altura, deve ser possível identificar o ducto cístico e a artéria que entram diretamente na vesícula biliar (esta é a vista crítica) **(Litwin DE et al., 2008).**

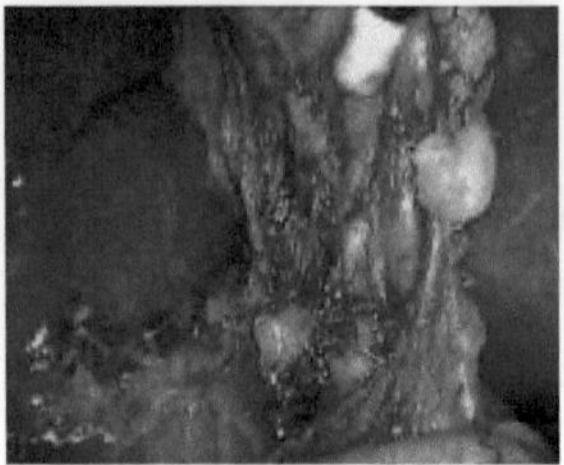

Figura17: Utilização do endo-peanut para identificar estruturas (**Danny A Sherwinter et al.,2013).**

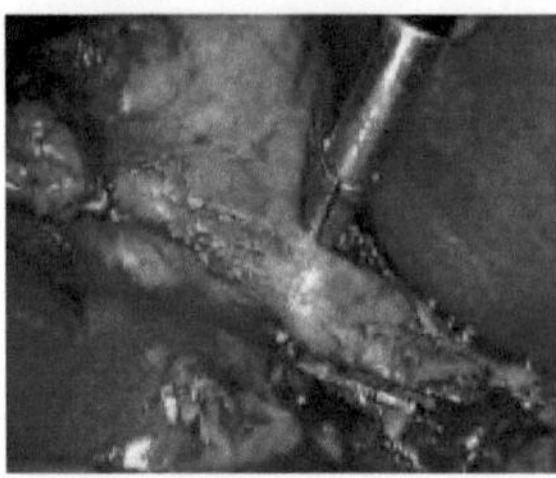

Figura18: Utilização do dissector Maryland para dissecar o ducto cístico (**Danny A Sherwinter et al.,2013).**

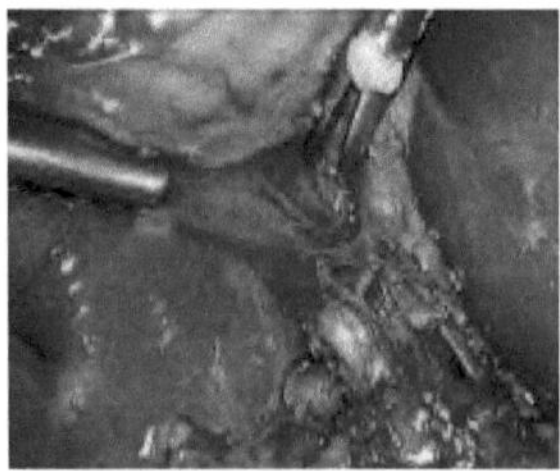

Figura19: Utilização do dissector Maryland para dissecar a artéria cística (**Danny A Sherwinter et al.,2013).**

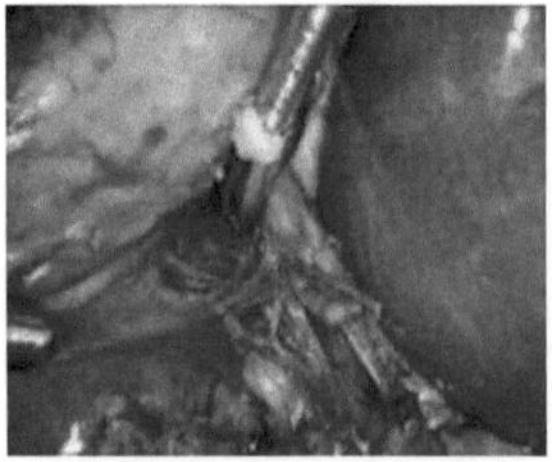

Figura 20: Dissecção contínua de estruturas críticas (**Danny A Sherwinter et al.,2013).**

- As estruturas podem ser clipadas e divididas. Utilizar um aplicador de clipes endoscópicos para colocar clipes na artéria e no ducto (2 proximalmente e 1 distalmente), seguido de divisão com tesouras endoscópicas (**Danny A Sherwinter et al., 2013).**

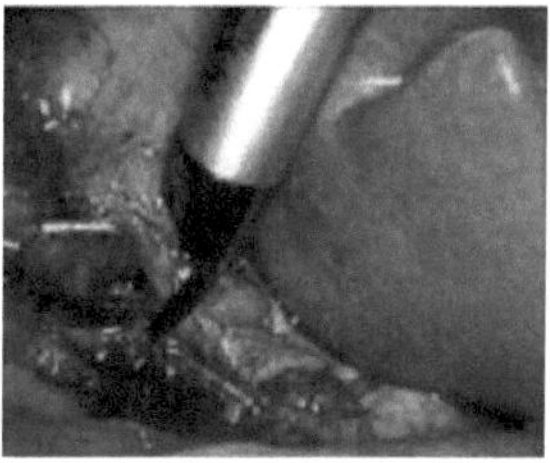

Figura 21: Colocação de clipe na parte inferior da artéria cística (**Danny A Sherwinter et al.,2013).**

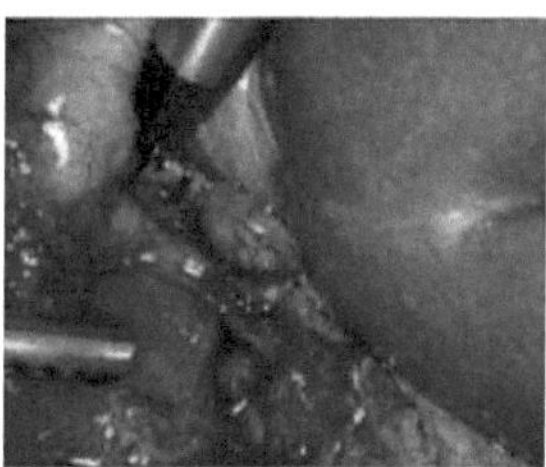

Figura 22: Colocação de clips superiores na artéria cística (**Danny A Sherwinter et al.,2013).**

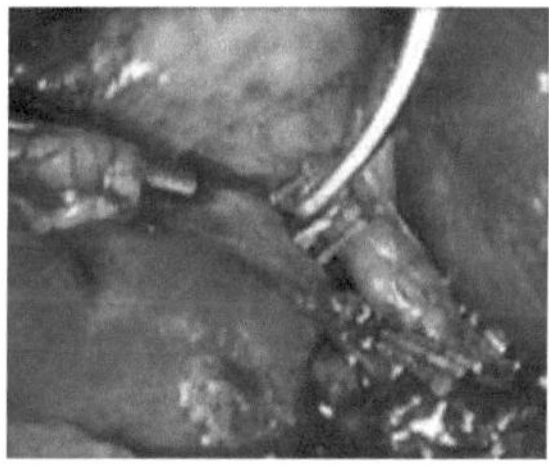

Figura23: Transsecção da artéria cística com endoshears (**Danny A Sherwinter et al.,2013).**

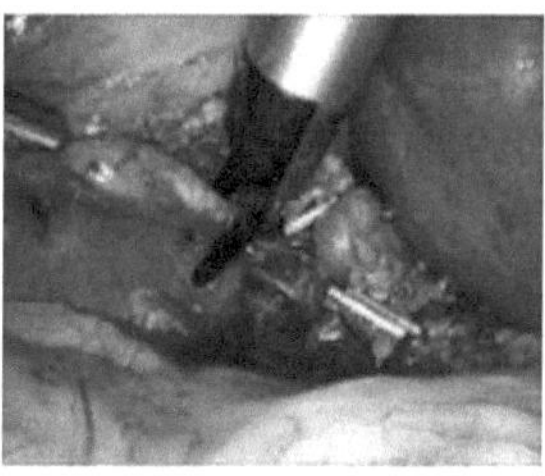

Figura24: Colocação de clips no ducto cístico distal (**Danny A Sherwinter et al.,2013).**

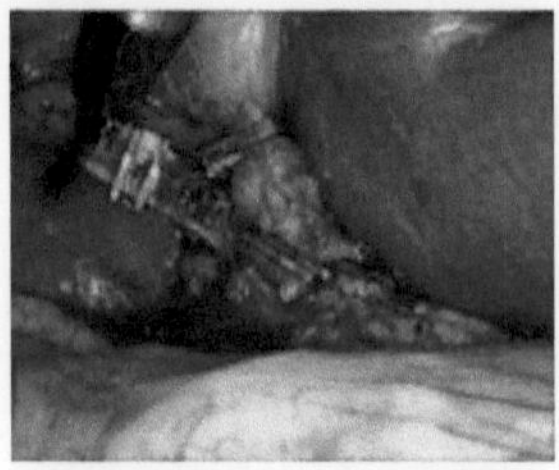

Figura 25: Colocação de clipe proximal no ducto cístico (**Danny A Sherwinter et al.,2013).**

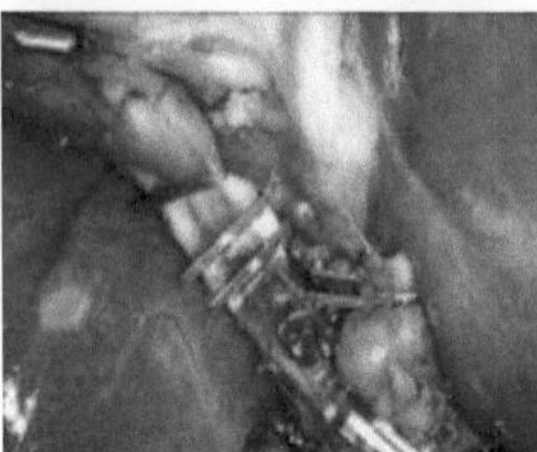

Figura26: Vista do ducto cístico clipado antes da transsecção (**Danny A Sherwinter et al.,2013).**

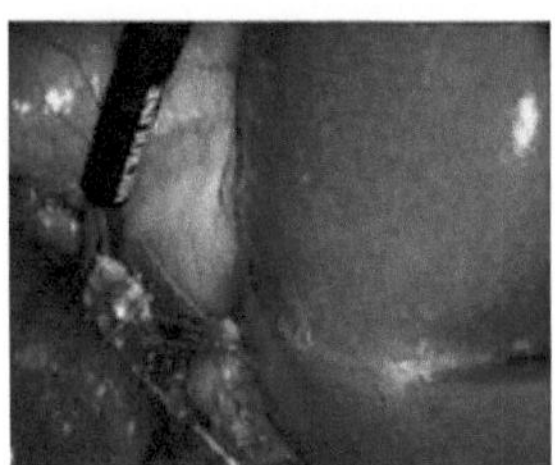

Figura27: Transsecção do ducto cístico entre clips com endoshears (**Danny A Sherwinter et al.,2013).**

- Nos casos de um ducto cístico grande, estão disponíveis várias opções, incluindo um agrafador endoscópico, endoloops e a técnica de clipes sobrepostos. Quando utilizar um endoloop, coloque-o através da porta subxifóide. Utilizar a pinça do infundíbulo para segurar suavemente o coto cístico através do laço; em seguida, puxar o laço esticado **(Yeh CN et al., 2004).**

- Depois de as estruturas císticas terem sido cortadas e divididas, retrair o infundíbulo da vesícula biliar no sentido cefálico. Utilizar um gancho ou uma espátula para desenvolver um plano no tecido areolar entre a vesícula biliar e o fígado com movimentos de varrimento suaves da direita para a esquerda e vice-versa. Como em qualquer cirurgia, a regra da tração-contra-tração é essencial. À medida que se sobe no leito da vesícula biliar, o assistente deve reposicionar as suas pinças para assegurar uma tensão óptima no tecido areolar entre a vesícula biliar e o seu leito hepático **(Abbas IS, 2005).**

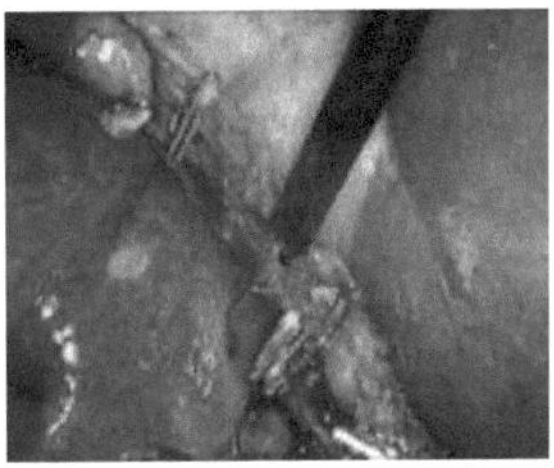

Figura28: Utilização de um gancho para desenvolver um plano no tecido areolar entre a vesícula biliar e o fígado (**Danny A Sherwinter et al.,2013).**

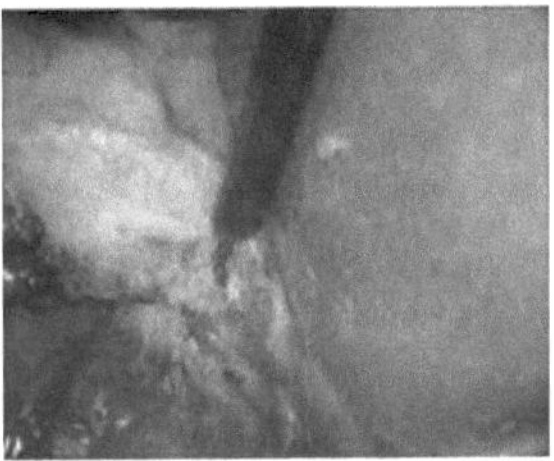

Figura29: Utilizar tração e gancho para remover a vesícula biliar do leito da vesícula biliar (**Danny A Sherwinter et al.,2013).**

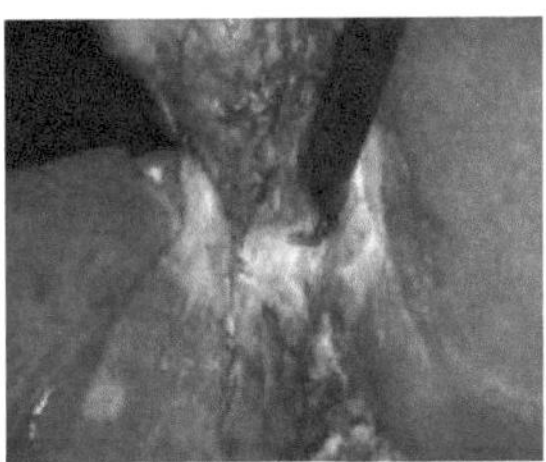

Figura 30: Movimento de varrimento de um lado para o outro com o electrocautério para remover a vesícula biliar do leito da vesícula biliar (**Danny A Sherwinter et al.,2013).**

- Estar atento a vasos e condutas aberrantes que surgem do leito do fígado e entram diretamente na vesícula biliar. Estes devem ser cortados e não simplesmente cauterizados (**Danny A Sherwinter et al., 2013).**

- Antes de dividir os últimos fios que ligam a vesícula biliar ao fígado, fazer uma inspeção final da fossa da vesícula biliar e das estruturas císticas cortadas. Quaisquer pontos de sangramento na fossa da vesícula biliar devem ser controlados neste momento, antes que a vesícula biliar seja completamente separada do fígado. Esta é a última oportunidade para visualizar bem estas áreas (**Danny A Sherwinter et al.,2013).**

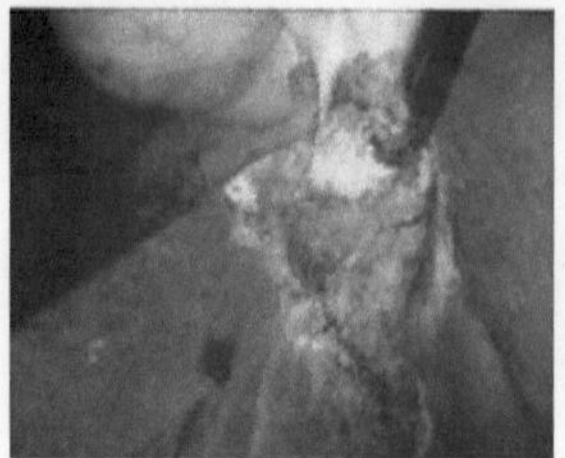

Figura31: Cauterização de qualquer sangramento no leito da vesícula biliar antes da divisão completa da vesícula biliar (**Danny A Sherwinter et al.,2013**).

- Agarrar a vesícula biliar com ambas as pinças de 5 mm e mantê-la sobre o quadrante superior direito. Transferir o laparoscópio para a porta subxifóide e colocar um saco endocatch através do trocarte umbilical. Colocar a vesícula biliar no saco e fechar o saco com um cinto. Os autores preferem deixar o saco suspenso do trocarte umbilical enquanto substituem a câmara através da mesma porta e efectuam a inspeção final e a lavagem (**Danny A Sherwinter et al., 2013**).

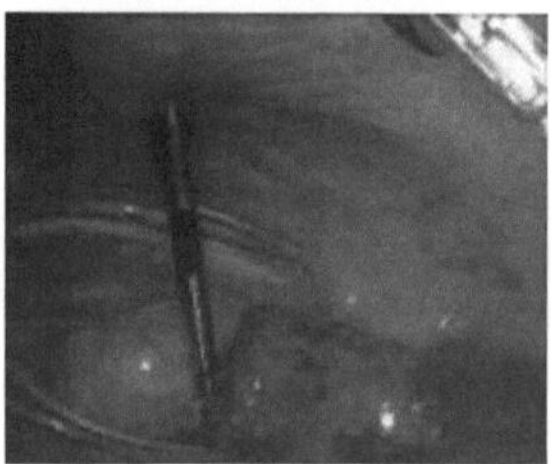

Figura32: Colocação da vesícula biliar no endobag (**Danny A Sherwinter et al.,2013**).

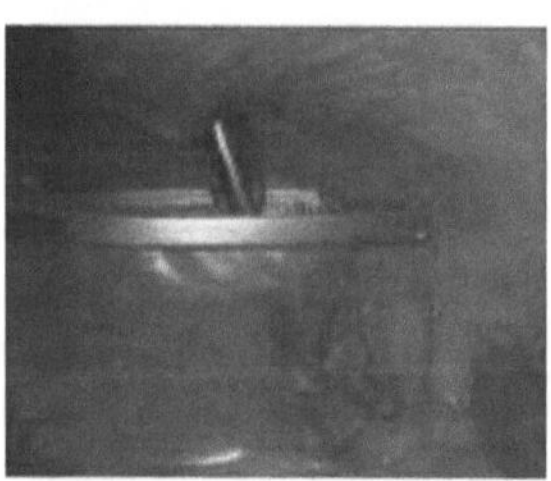

Figura33: Vesícula biliar colocada no endobag e remoção do instrumento do saco (**Danny A Sherwinter et al.,2013**).

- Voltar a colocar a mesa na posição neutra. Irrigar e aspirar o leito da vesícula biliar e os espaços supra-hepáticos para garantir a hemostase adequada e a remoção de quaisquer detritos ou bílis que possam ter sido derramados (ver primeira imagem abaixo). Sob visão direta, remover a porta subxifóide e 2 portas de 5 mm, seguidas do trocarte de Hasson (ver segunda imagem abaixo) (**Danny A Sherwinter et al.,2013**).

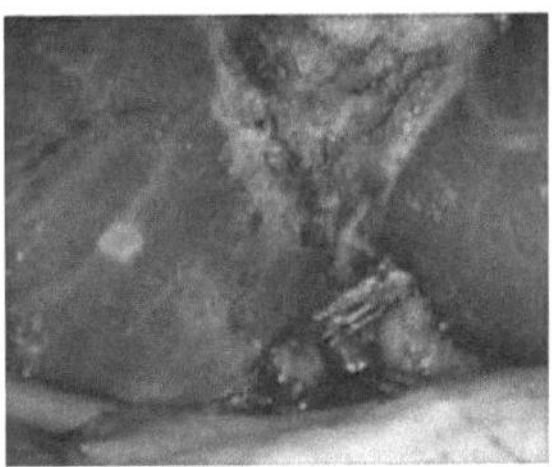

Figura34: Irrigação e aspiração do leito da vesícula biliar (**Danny A Sherwinter et al.,2013**).

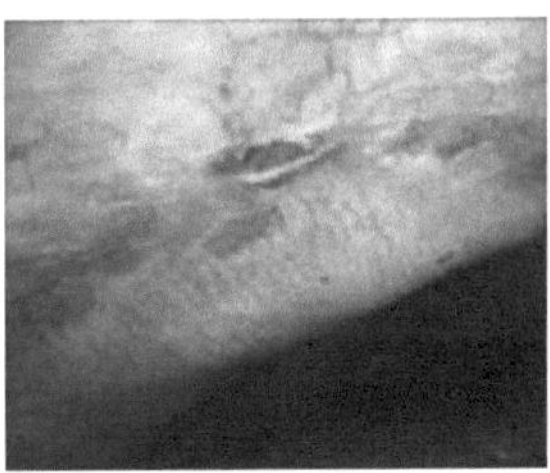

Figura35: Remoção de portas sob visão direta (**Danny A Sherwinter et al.,2013**).

- De um modo geral, a incidência de hérnias no local do porto é muito baixa. Tonouchi et al relataram uma incidência de 0,65-2,8%. Os autores, no entanto, não fecham a porta subxifóide. Fechar a fáscia no orifício umbilical usando os 2 pontos em U colocados no início do procedimento **(Tonouchi H et al.,2004)**. .

- Fechar todas as incisões cutâneas com sutura de monofilamento absorvível 4-0, seguida de Dermabond (**Danny A Sherwinter et al.,2013**).

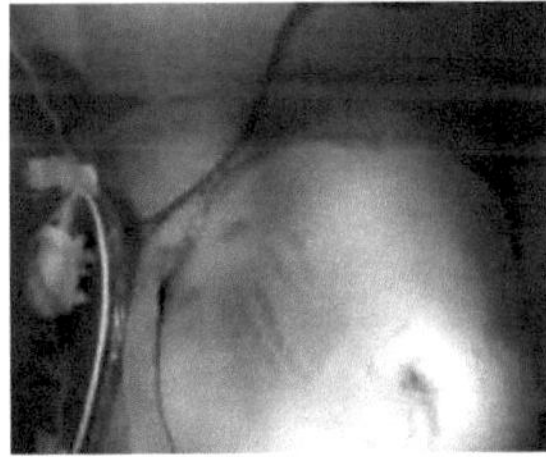

Figura36: Abdómen após encerramento da pele (**Danny A Sherwinter et al.,2013**).

- Extubar o paciente, transferi-lo para a unidade de cuidados pós-anestésicos e monitorá-lo por 4-6 horas. Em casos de colecistectomia electiva, o doente pode ter alta para casa com uma combinação de acetaminofeno/opiáceo como medicação oral para a dor **(Calland JF et al., 2001)**.

<u>Colecistectomia mini-aparoscópica</u>

- Nos últimos anos, os investigadores tentaram melhorar ainda mais a técnica estabelecida para reduzir a invasividade do procedimento, diminuindo o número e, mais frequentemente, o tamanho das portas de operação, bem como o tamanho dos instrumentos.

- Novitsky e colegas concluíram que a CL pode ser realizada com segurança usando portas umbilicais de 10 mm, epigástricas de 5 mm, subcostais de 2 mm e laterais de 2 mm. Eles sugerem que a mini-laparoscopia pode ser oferecida rotineiramente a pacientes adequadamente selecionados submetidos à CL eletiva.

- Avanços recentes mostram que a colecistectomia pode ser realizada através de cirurgia de acesso por porta única (SPA), também conhecida como cirurgia laparoscópica de incisão única (SILS). Nestes procedimentos, o cirurgião opera quase exclusivamente através de um único ponto de entrada, normalmente o umbigo do paciente **(Novitsky YW et al.,2005).**

Colecistectomia robótica

- A colecistectomia assistida por robô é viável e segura; no entanto, o custo é elevado, sem benefício claro para os pacientes **(Breitenstein S et al., 2008).** Por conseguinte, a utilização desta tecnologia não se justifica **(Buzad FA et al.,2013).**

Acompanhamento

- A evolução pós-operatória é geralmente sem complicações.

- Se a colecistectomia foi realizada como procedimento eletivo, os doentes podem ter alta no mesmo dia e espera-se que recuperem a atividade física normal no prazo de uma semana.

- Os doentes podem esperar um certo grau de desconforto pós-operatório em torno dos locais dos portos, mas devem estar atentos a sinais e sintomas (como febre, vómitos descontrolados, dor extrema) que possam ser manifestações de complicações.

- Os doentes devem fazer uma visita de acompanhamento no prazo de 1-2 semanas após a cirurgia, como é habitual. Após esse controlo pós-operatório inicial, os doentes são observados numa base individual, conforme necessário **(Gurusamy K et al.,2008).**

Fisiopatologia da dor:

A sensação de dor é composta por pelo menos dois elementos: a irritação local (estimulação dos nervos periféricos) e o reconhecimento da dor (no SNC).

As terminações nervosas livres chamadas nociceptores estão localizadas na pele, músculo, articulações, ossos e vísceras. Os nociceptores respondem a lesões nos tecidos. Quando não há lesão, não há estímulo de dor, pelo que os nociceptores estão silenciosos. Quando ocorre um evento gerador de dor, ocorrem alterações bioquímicas na área localizada da lesão.

Normalmente, as prostaglandinas, a histamina, as bradicininas, a serotonina e a substância P estão entre os neurotransmissores periféricos libertados que desencadeiam o despertar dos nociceptores. Os nociceptores alertam o cérebro para a intensidade da dor, aumentando a frequência dos sinais enviados para áreas especializadas no SNC. Os sinais viajam através da medula espinal até à área denominada corno dorsal, onde são reencaminhados para a área apropriada do cérebro que pode interpretar a intensidade e a qualidade da dor presente **(Liu L et al.,2004).**

O controlo da dor e a seleção do analgésico mais adequado dependem do tipo e da duração da dor. A dor nociceptiva só pode ocorrer quando todo o equipamento neural (células nervosas, terminações nervosas, medula espinal e cérebro) está a funcionar corretamente. Quando a dor resulta de sinais anormais ou de um nervo danificado por aprisionamento, infeção, amputação ou diabetes, é designada por dor neuropática **(Liu L et al., 2004).**

A dor nociceptiva pode ser aguda ou crónica, enquanto a dor neuropática é crónica, mesmo que possa ser intermitente. Se uma lesão não cicatrizar ou se a dor não for adequadamente inibida, os nociceptores ficam "realmente irritados", uma condição conhecida como sensibilização periférica, e enviam tantos sinais através do SNC que o doente responde excessivamente até a estímulos normais, como uma pena ou uma escova tocada na zona.

Nas codições neuropáticas, a sensibilização também pode ocorrer nos neurónios espinais, observando-se uma resposta excessiva (hiperanalgesia), dor prolongada ou a propagação da dor para uma área não lesionada (dor referida). Independentemente do tipo de dor presente, o objetivo terapêutico é o alívio da dor (analgesia). Um controlo inadequado da dor pode atrasar a cura. Com a dor crónica, ocorrem alterações psicológicas e emocionais que levam o doente a ficar cansado e irritável **(Liu L et al.,2004).**

A dor é o resultado de uma série complexa de passos desde o local da lesão até ao cérebro, que interpreta o estímulo como dor. A dor que tem origem fora do sistema nervoso é denominada dor nociceptiva; a dor no sistema nervoso é a dor neurogénica ou neuropática.

Na sua forma mais simples, o circuito da dor no corpo pode ser descrito da seguinte forma: a dor estimula os receptores da dor, e este estímulo é transferido através de nervos especializados para a medula espinal e daí para o cérebro.

O estímulo de dor é processado no cérebro, que envia um impulso pela medula espinal e pelos nervos apropriados que comandam o corpo a reagir, por exemplo, retirando a mão de um objeto muito quente **(Liu L et al.,2004).**

Perceção do estímulo doloroso: dos receptores da dor ao cérebro:

Receptores da dor :

Os receptores de dor estão presentes em todo o corpo, especialmente na pele, nas superfícies das articulações, no periósteo, na parede das artérias e em certas estruturas do crânio. Outros órgãos, como o intestino e os músculos, têm menos receptores de dor. É interessante notar que o próprio cérebro não tem quaisquer receptores de dor e é, portanto, insensível à dor **(Ahmed A et al., 2008).**

Os receptores da dor são terminações nervosas livres. Existem três tipos de estímulos dos receptores da dor: mecânicos, térmicos e químicos.

Um estímulo mecânico seria, por exemplo, uma pressão elevada ou um estiramento, e um estímulo de dor térmica seria um calor ou um frio extremos. Os compostos chamados prostaglandinas são libertados com estímulos dolorosos e, embora não estimulem diretamente os receptores da dor, aumentam a sua sensibilidade. O paracetamol e os anti-inflamatórios não esteróides (AINE) diminuem o efeito das prostaglandinas, razão pela qual funcionam como analgésicos **(Ahmed A et al., 2008).**

O paracetamol actua no sistema nervoso central e os AINEs são substâncias de ação periférica.

A partir dos receptores da dor, o estímulo doloroso é transmitido através dos nervos periféricos para a medula espinal e daí para o cérebro. Isto acontece através de dois tipos diferentes de fibras nervosas: fibras de "dor rápida" e fibras de "dor lenta" **(Cervero F et al., 2003).**

Dor rápida e dor lenta:

Um estímulo de dor consiste em duas sensações. A primeira é a chamada sensação de "dor rápida", que é sentida como uma dor aguda.

Ao fim de alguns segundos, a dor transforma-se numa sensação de "dor lenta", que é uma dor mais baça e ardente. Esta dor lenta dura normalmente alguns dias ou semanas, mas se for processada de forma inadequada pelo organismo, pode durar vários meses e dar origem a uma dor crónica **(Yeon KY et al.,2004).**

A dor rápida, está principalmente relacionada com estímulos dolorosos da pele, da boca e do ânus. É transmitida por fibras nervosas relativamente grossas, embora este termo seja relativo, porque ainda são microscopicamente finas, com um diâmetro de dois a cinco milésimos de milímetro. Estes nervos são chamados fibras A-delta. Devido à sua espessura relativa, permitem que o estímulo doloroso seja transmitido muito rapidamente (a uma velocidade de 5 a 30 metros por segundo), daí o seu nome.

A dor rápida é bem localizada, o que significa que uma pessoa pode normalmente descrever com muita precisão onde está exatamente a dor, que é aguda e "cortante".

A dor não se irradia. É difícil ultrapassar este tipo de dor, mesmo com analgésicos fortes. Isto significa que, se for necessário efetuar uma cirurgia, a dor da incisão não pode ser eliminada apenas com opiáceos fortes.

No entanto, a infiltração de um anestésico local na zona afetada ou no nervo retira toda a sensibilidade, incluindo qualquer dor aguda **(Yeon KY et al.,2004).**

A dor lenta, que começa imediatamente após a dor rápida, é transmitida por fibras nervosas muito finas chamadas fibras do nervo C (o seu diâmetro situa-se entre 0,2 e um milésimo de milímetro).

Devido ao seu tamanho, o impulso da dor só pode ser transmitido lentamente para o cérebro, a uma velocidade inferior a 2 metros por segundo.

A resposta do corpo é manter a parte do corpo afetada imóvel (guarda, espasmo ou rigidez) para que a cura possa ter lugar.

A dor lenta pode também ser o principal tipo de dor com origem em órgãos internos como o intestino e o útero, mas não no cérebro, que é insensível à dor.

Os opiáceos são muito eficazes no tratamento deste tipo de dor. Os anestésicos locais bloqueiam toda a transmissão nervosa, pelo que também eliminam eficazmente este tipo de dor se os nervos adequados puderem ser bloqueados **(Yeon KY et al.,2004).**

Causas de dor após a remoção cirúrgica da vesícula biliar:

1- Fraqueza: o sistema digestivo pode ficar ligeiramente mais fraco após a cirurgia da vesícula biliar, levando à perda de apetite ou náuseas (pode ser um efeito da anestesia).

2- Posição incorrecta do corpo: o cansaço excessivo após a cirurgia pode provocar fadiga muscular ou cãibras.

3- Os doentes, com medo da dor pós-operatória, tendem a dobrar o abdómen quando estão sentados e quando andam. Tendem também a dobrar os ombros, devido às dores no peito e nas costas que sentem constantemente. Têm medo de endireitar o corpo. A posição incómoda do corpo e a pressão causada pela dor abdominal podem eventualmente levar a dor no ombro após a cirurgia **(Ingelmo PM et al., 2013).**

4- **Fuga de bílis:**

Quando a vesícula biliar é removida, o ducto biliar é cortado para evitar fugas de bílis. Se este corte for deslocado, mesmo que ligeiramente, a bílis pode vazar na zona abdominal, provocando dores abdominais e lombares após a cirurgia.

5- Vestígios de dióxido de carbono: o dióxido de carbono remanescente provoca inchaço e mal-estar, levando a dores de estômago após a cirurgia **(Litwin DE et al., 2008).**

6- **Efeitos secundários da cirurgia:**

Incluindo dores musculares devido ao efeito da anestesia, diminuição da secreção biliar, diarreia, obstipação, indigestão, cólicas abdominais, inflamação ou drenagem na ferida cirúrgica, etc. Quase todos os efeitos secundários conduzem a dores abdominais **(Litwin DE et al., 2008).**

7- **Espasmos do esfíncter:**

A dor de cólica na região abdominal, devido a espasmos do esfíncter da vesícula biliar, é bastante comum.

A esfincterotomia pode ajudar a aliviar a dor, mas, por vezes, a dor é sentida mesmo após a esfincterotomia **(Zaliekas J et al., 2008).**

8- **Digestão incorrecta das gorduras:**

Após a cirurgia, as gorduras podem não ser digeridas corretamente. Os doentes devem seguir uma dieta pobre em gorduras durante alguns dias, caso contrário, podem ocorrer perturbações do sistema digestivo, como queimaduras cardíacas, que levam a dores no peito após a cirurgia à vesícula biliar **(Zaliekas J et al., 2008).**

9- **Deslocação dos órgãos:**

Quando a vesícula biliar é removida, os órgãos próximos são deslocados um pouco dentro da cavidade abdominal. Este facto pode provocar dores nas costas/abdominais após a cirurgia **(Zaliekas J et al., 2008).**

10- **Infeção:**

Devido a uma infeção bacteriana após a cirurgia, o doente pode sentir dores no abdómen ou no peito ou mesmo dores nas costas **(Chang WT et al.,2006).**

Momento e padrão da dor após a laparoscopia

A dor pode ocorrer na parte superior do abdómen, na parte inferior do abdómen, nas costas ou nos ombros. A dor pode ser transitória ou persistir durante pelo menos 3 dias. A dor no ombro pode ocorrer em 63% ou em apenas 35% dos doentes. A incidência não se altera se for utilizado suxametónio para facilitar a intubação traqueal. A maior incidência de dor é na parte superior do abdómen **(Bucciero M et al.,2011).**

A dor (em qualquer local) é maior após a operação, diminui para um nível baixo nas primeiras 24 horas, mas aumenta para um segundo ou mesmo um terceiro pico mais tarde. Joris e colegas referiram que, após a colecistectomia laparoscópica, a dor visceral predomina nas primeiras 24 horas, mas diminui a partir de um pico logo após a operação, enquanto a dor no ombro, menor no primeiro dia, aumenta e torna-se significativa no dia seguinte **(White P, 2005).**

Mecanismo da dor após laparoscopia

A distensão rápida do peritoneu pode estar associada à rutura de vasos sanguíneos, à tração traumática dos nervos e à libertação de mediadores inflamatórios. A presença prolongada de dor na ponta do ombro sugere excitação do nervo frénico. Esta dor está frequentemente presente após laparotomia e tanto a laparotomia como a laparoscopia estão associadas a pneumoperitoneu persistente, por vezes durante 3 dias **(Kandil TS et al., 2010).**

Existe uma correlação estatisticamente significativa entre a largura da bolha de gás e a pontuação da dor, e esta dor pode ser reduzida através da aspiração do gás sob o diafragma, por "aspiração ativa", ou seja, aspiração e manipulação repetidas, pela utilização de um dreno de gás ou pela aplicação de anestesia local sob o diafragma sob visão direta ou através de um cateter subfrénico **(Hilvering B et al.,2011).**

A inflamação peritoneal ou a presença de gás é provavelmente também a origem da dor abdominal superior após uma cirurgia abdominal inferior ou após uma laparoscopia de diagnóstico. Esta dor também pode persistir durante pelo menos 3 dias.

A utilização de óxido nitroso em vez de dióxido de carbono para a insuflação peritoneal pode não ser responsável pelas explosões intra-abdominais relatadas, mas altera de forma insignificante a incidência e a gravidade da dor pós-operatória ou das náuseas e vómitos **(Litwin DE et al., 2008).**

A biópsia peritoneal efectuada 2-3 dias após a laparoscopia revelou inflamação peritoneal e rutura neuronal, e verificou-se uma relação linear inversa entre a complacência abdominal no momento da laparoscopia e a gravidade da dor pós-operatória.

O suxametónio pode ser utilizado para facilitar a intubação e a sua utilização pode estar associada a dor nos ombros, mas a sua evitação não está associada a uma redução da dor no ombro **(Dan DV et al., 2009).**

Avaliação clínica da dor pós-operatória:

A dor é um sintoma multidimensional complexo, determinado não só pela lesão dos tecidos e pela nocicepção, mas também pela experiência anterior de dor, crenças pessoais, motivação, ambiente, etc. Não existe uma medida objetiva satisfatória da dor. O auto-relato é a medida mais válida da experiência individual de dor **(Price DD et al.,2004).**

Teoricamente, a dor pós-operatória deve ser avaliada nas suas múltiplas dimensões, como a intensidade, a localização, as consequências emocionais e os correlatos semiológicos. No entanto, as escalas desenvolvidas para avaliar estas dimensões são demasiado complexas para serem utilizadas de forma generalizada e repetitiva em doentes cirúrgicos. Apenas métodos simples de avaliação da intensidade da dor podem ser utilizados neste contexto clínico.

Os instrumentos de medição de auto-relato podem ser classificados como unidimensionais ou multidimensionais, consoante o número de dimensões utilizadas **(Price DD et al.,2004).**

FERRAMENTAS UNIDIMENSIONAIS

1- CategoricalScales/VerbalRating Scales/Verbal

Escalas de descritores:

A escala é a forma mais antiga de instrumento de medição da dor, em que se pede ao doente que descreva a sua experiência atual de dor, escolhendo de entre uma lista de adjectivos que reflectem gradações de intensidade da dor.

Esta escala pode conter entre duas e sete palavras **(Cousins MJ et al., 2004).**

Na sua forma mais simples, pode ser uma escolha de "sim" ou "não" a perguntas como "Tem dores?". Na prática clínica, é habitualmente utilizada uma escala de classificação verbal (VRS) de quatro descritores para medir a intensidade da dor, com as palavras "nenhuma", "ligeira", "moderada" e "grave". A escala de cinco palavras consiste em ligeira, incómoda, angustiante, horrível e excruciante. O alívio da dor também pode ser medido na prática clínica utilizando uma escala de cinco descritores que consiste em nenhum, ligeiro, moderado, bom e completo **(LeBel AA, 2002).**

As desvantagens desta escala incluem a seleção limitada de descritores, a subjetividade em relação ao enviesamento dos doentes e a sua natureza não contínua, o que exige testes não paramétricos para a análise estatística. No entanto, foi demonstrada uma boa correlação com a escala visual analógica (EVA) no contexto clínico da dor pós-operatória **(LeBel AA, 2002).**

2- Escalas de classificação numérica:

As escalas de classificação numérica (NRS) são as escalas mais simples e mais frequentemente utilizadas. A escala numérica mais comum é de 0 a 10, sendo 0 "sem dor" e 10 "a pior dor imaginável". O doente escolhe (versão verbal) ou desenha um círculo à volta do número que melhor descreve a dimensão da dor, normalmente a intensidade **(Apfelbaum JL et al., 2003).**

As vantagens das NRS incluem a simplicidade, a reprodutibilidade, a fácil compreensão e a sensibilidade a pequenas alterações na dor. Esta escala pode ser utilizada por crianças a partir dos 5 anos de idade que saibam contar e tenham alguma noção dos números (por exemplo, que 8 é maior do que 4). Embora se afirme que não são necessariamente lineares, as NRSs correlacionam-se bem com a VAS **(Apfelbaum JL et al., 2003).**

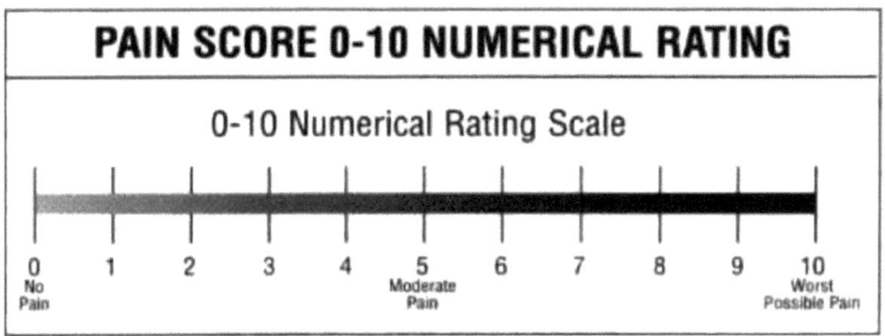

Figura37: Escala Numérica de Dor (Associação Internacional para o Estudo da Dor. Taxonomia da IASP. Disponível em http://www.iasp-pain.org/AM/Template.cfm?Section=Pain_Defi... isplay.cfm &ContentID=1728. Acedido em 18 de setembro de 2012).

3- Escalas visuais analógicas:

O conceito de quantificação das sensações subjectivas (i.e., depressão, ansiedade, apreensão, bem-estar) através da utilização de EVAs é utilizado há muito tempo pelos psiquiatras, que primeiro apresentaram a possibilidade e mais tarde validaram a EVA para avaliação da intensidade da dor. Estas são semelhantes às NRSs verbais, exceto que o doente marca numa linha medida (de 10 cm/ 100 mm de comprimento), numa extremidade da qual está escrito "sem dor" e na outra extremidade "pior dor imaginável", onde a sua dor se situa. A pontuação é obtida medindo a distância (mm) a partir da extremidade esquerda da linha. O texto de ancoragem pode influenciar as pontuações, ou seja, uma VAS mais elevada pode ser pontuada com "dor intensa" em vez de "dor inimaginável", definindo o limite superior da dor. A linha pode ser orientada vertical ou horizontalmente sem afetar a sensibilidade da EVA. Embora sejam mais válidas para fins de investigação, as EVA são menos utilizadas na prática clínica porque a sua administração é mais morosa do que a das escalas verbais **(Edwards R et al., 2005).**

DeLoach et al. demonstraram que o comprometimento percetual-cognitivo pós-operatório experimentado por pacientes submetidos a anestesia degrada a relação da EVA com a experiência subjectiva de dor, levando a uma imprecisão de ±20 mm para cada medição neste contexto clínico **(DeLoach LJ et al.,2008).**

A EVA tem propriedades consistentes com a escala linear, pelo menos para doentes com dor ligeira a moderada, pelo que as pontuações da EVA podem ser tratadas como dados de rácio. Esta afirmação apoia a noção de que uma alteração na pontuação da EVA representa uma alteração relativa na magnitude da sensação de dor e que a utilização de testes paramétricos para a análise das pontuações da EVA é adequada **(Myles PS et al., 2007).**

4- Escalas de imagens:

As escalas de imagens, tal como as escalas de classificação categórica, consistem numa série de quatro a seis faces que representam diferentes expressões, desde uma face feliz e sorridente até uma face triste e chorosa. Esta escala pode ser extrapolada para a EVA, multiplicando o valor escolhido por 2. É considerada mais fácil de utilizar pelos doentes do que a NRS ou a EVA. A escala de imagens é útil em indivíduos com dificuldade de comunicação (ou seja, crianças a partir dos 3 anos, idosos, deficientes mentais, indivíduos com fluência linguística ou educação limitadas). As desvantagens desta abordagem incluem uma avaliação potencialmente distorcida (ou seja, a tendência dos doentes para apontarem para o centro da escala) e a necessidade de instrumentos (ou seja, um formulário impresso) **(Loeser JD et al., 2001).**

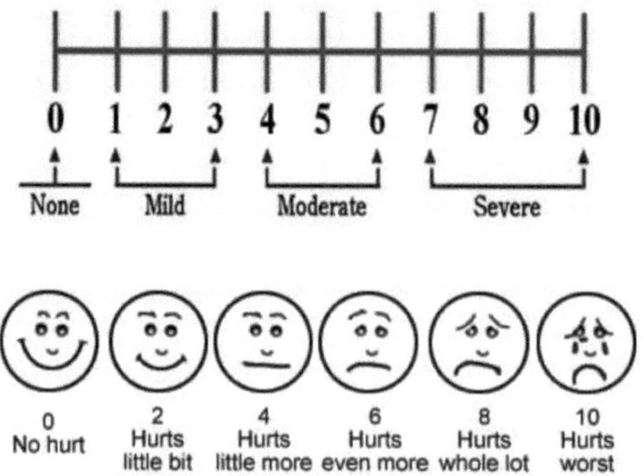

Figura38: Escalas visuais analógicas (Associação Internacional para o Estudo da Dor. Taxonomia IASP. Disponível em http://www.iasp-pain.org/AM/Template.cfm?Section=Pain_Defi... isplay.cfm &ContentID=1728. Acedido em 18 de setembro de 2012).

FERRAMENTAS MULTIDIMENSIONAIS PARA FINS DE INVESTIGAÇÃO

1- Questionário de dor McGill (MPQ):

O McGill Pain Questionnaire (MPQ) é uma das escalas multidimensionais mais extensivamente testadas.20 Este instrumento avalia a dor em três dimensões (sensorial, afectiva e avaliativa) com base nas palavras que os doentes selecionam de entre 20 conjuntos de descritores para caraterizar a sua dor. O doente é instruído a selecionar as palavras que melhor descrevem a sua dor. Os três índices seguintes são produzidos a partir desta informação:

- O Índice de Classificação da Dor (PRI). Cada descritor em cada conjunto tem um valor de classificação de acordo com a sua intensidade implícita. O PRI é a soma total dos valores de classificação de cada descritor selecionado. Existem pontuações separadas para cada uma das três dimensões, bem como uma subclasse diversa.

- O número de palavras selecionadas (NWC).
- O Índice de intensidade da dor atual (PPII). Pede-se ao doente que preencha uma escala categórica de intensidade da dor atual (PPIS) utilizando descritores desde "sem dor" até "excruciante".

Inicialmente desenvolvido para a avaliação geral da dor crónica, o MPQ foi validado para a dor aguda em geral e para a dor pós-operatória em particular.

Os doentes com dor aguda tendem a ter uma pontuação mais elevada na utilização de descritores sensoriais e mais baixa nos descritores afectivos do que os doentes com dor crónica. O questionário MPQ é pelo menos tão sensível às alterações na dor pós-operatória após analgésicos orais como a VRS e a VAS **(Edwards R et al., 2005).**

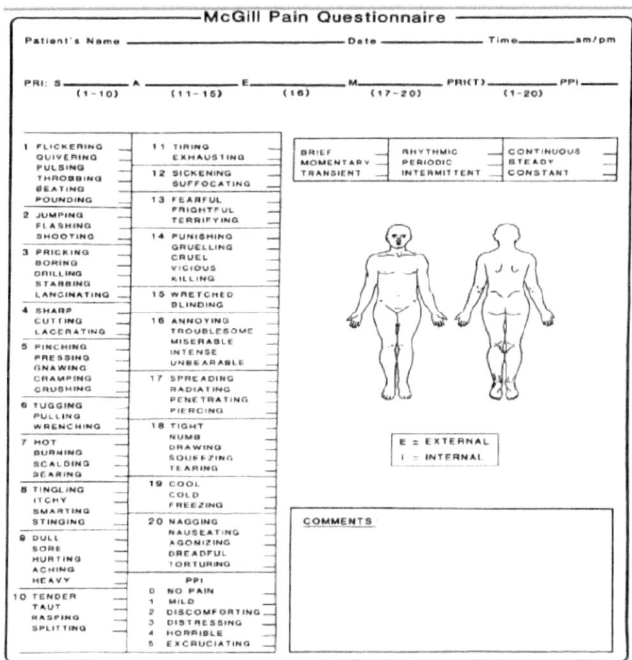

McGill Pain Questionnaire

Patient's Name ____ Date ____ Time ____ am/pm

PRI: S ____ (1-10) A ____ (11-15) E ____ (16) M ____ (17-20) PRI(T) ____ (1-20) PPI ____

1 FLICKERING, QUIVERING, PULSING, THROBBING, BEATING, POUNDING
2 JUMPING, FLASHING, SHOOTING
3 PRICKING, BORING, DRILLING, STABBING, LANCINATING
4 SHARP, CUTTING, LACERATING
5 PINCHING, PRESSING, GNAWING, CRAMPING, CRUSHING
6 TUGGING, PULLING, WRENCHING
7 HOT, BURNING, SCALDING, SEARING
8 TINGLING, ITCHY, SMARTING, STINGING
9 DULL, SORE, HURTING, ACHING, HEAVY
10 TENDER, TAUT, RASPING, SPLITTING
11 TIRING, EXHAUSTING
12 SICKENING, SUFFOCATING
13 FEARFUL, FRIGHTFUL, TERRIFYING
14 PUNISHING, GRUELLING, CRUEL, VICIOUS, KILLING
15 WRETCHED, BLINDING
16 ANNOYING, TROUBLESOME, MISERABLE, INTENSE, UNBEARABLE
17 SPREADING, RADIATING, PENETRATING, PIERCING
18 TIGHT, NUMB, DRAWING, SQUEEZING, TEARING
19 COOL, COLD, FREEZING
20 NAGGING, NAUSEATING, AGONIZING, DREADFUL, TORTURING

PPI
0 NO PAIN
1 MILD
2 DISCOMFORTING
3 DISTRESSING
4 HORRIBLE
5 EXCRUCIATING

BRIEF	RHYTHMIC	CONTINUOUS
MOMENTARY	PERIODIC	STEADY
TRANSIENT	INTERMITTENT	CONSTANT

E = EXTERNAL
I = INTERNAL

COMMENTS:

Figura39: Questionário McGill sobre a dor (Erica Jacques, McGill Pain Scale for Pain Assessment; antigo Guia About.com Atualizado em 3 de setembro de 2009).

2- Questionário de dor McGill de forma curta:

O MPQ abreviado foi desenvolvido para ser utilizado em investigação quando o tempo para obter informações dos doentes é limitado e quando se pretende obter mais informações do que as fornecidas por medidas de intensidade como a EVA ou o PPII global. O SF-MPQ demora cerca de 2 a 5 minutos a ser preenchido, em comparação com 10 minutos para a forma mais longa. O atual índice de intensidade da dor é registado como um número de 1 a 5, em que cada número está associado às seguintes palavras 1 leve, 2 desconfortável, 3 angustiante, 4 horrível, 5 excruciante. Tanto a EVA como o PPII fornecem apenas dados sobre a intensidade da dor e não dados sobre as qualidades da dor. No desenvolvimento do SF-MPQ, foi escolhido o conjunto de palavras mais frequentemente utilizado nas categorias sensoriais e afectivas do formulário padrão. As palavras foram divididas em duas categorias descritivas para os componentes sensoriais e afectivos da dor. As palavras sensoriais mais comuns são: latejante, pontada, lancinante, aguda, cãibra, roedora, quente-queimante, dolorosa, pesada, sensível e lancinante. Na categoria afectiva, as palavras mais frequentemente utilizadas são cansativo-exaustivo, doentio, temeroso e cruel-punitivo. Cada um dos 15 descritores é classificado pelo doente na seguinte escala de intensidade: 0 = nenhum, 1 = ligeiro, 2 = moderado e 3 = grave. As componentes sensoriais e afectivas podem assim ser examinadas individualmente ou como uma pontuação total **(Bisgaard T et al.,2001).**

O SF-MPQ demonstrou ter uma boa correlação com o PRI da forma mais longa do MPQ. Também demonstrou ser sensível a alterações clínicas provocadas por várias intervenções, fármacos analgésicos pós-operatórios e agentes epidurais utilizados durante o parto. Além disso, foi demonstrada consistência entre pacientes jovens, de meia-idade e idosas na capacidade de preencher o questionário de forma eficaz **(Werner MU et al.,2004).**

SHORT-FORM McGILL PAIN QUESTIONNAIRE
RONALD MELZACK

PATIENT'S NAME: ____________ DATE: ________

	NONE	MILD	MODERATE	SEVERE
THROBBING	0) ____	1) ____	2) ____	3) ____
SHOOTING	0) ____	1) ____	2) ____	3) ____
STABBING	0) ____	1) ____	2) ____	3) ____
SHARP	0) ____	1) ____	2) ____	3) ____
CRAMPING	0) ____	1) ____	2) ____	3) ____
GNAWING	0) ____	1) ____	2) ____	3) ____
HOT-BURNING	0) ____	1) ____	2) ____	3) ____
ACHING	0) ____	1) ____	2) ____	3) ____
HEAVY	0) ____	1) ____	2) ____	3) ____
TENDER	0) ____	1) ____	2) ____	3) ____
SPLITTING	0) ____	1) ____	2) ____	3) ____
TIRING-EXHAUSTING	0) ____	1) ____	2) ____	3) ____
SICKENING	0) ____	1) ____	2) ____	3) ____
FEARFUL	0) ____	1) ____	2) ____	3) ____
PUNISHING-CRUEL	0) ____	1) ____	2) ____	3) ____

NO PAIN |————————————| WORST POSSIBLE PAIN

PPI

0 NO PAIN ____
1 MILD ____
2 DISCOMFORTING ____
3 DISTRESSING ____
4 HORRIBLE ____
5 EXCRUCIATING ____

Figura40: Short-Form McGill Pain Questionnaire (El-Baalbaki G, Lober J, Hudson M, et al. Measuring pain in systemic sclerosis: comparison of the short-form McGill Pain Questionnaire versus a single-item measure of pain. Journal of Rheumatology. 2011;38(12):2581-7).

3- Teste Sensorial Quantitativo (QST):

O teste sensorial quantitativo é uma forma não invasiva de teste somatossensorial que fornece informações sobre a atividade de toda a via aferente da dor, desde a periferia (recetor) até ao cérebro (supratentório). O limiar e a tolerância em resposta a uma variedade de estímulos dolorosos têm uma distribuição aproximadamente normal na população em geral. Algumas medidas objectivas da perceção sensorial e da dor podem ser obtidas através da administração de estímulos nocivos padronizados e da quantificação das respostas à dor em condições laboratoriais controladas. As modalidades habitualmente utilizadas nos testes são mecânicas (ou seja, teste estático com fios de Von Frey graduados ou testes dinâmicos do sentido da vibração) ou térmicas (utilizando sondas Peltier para alterar a temperatura da pele a taxas específicas). Pede-se ao sujeito que indique o limiar de deteção sensorial, o limiar de dor, o limite de tolerância à dor e a diferença imediatamente percetível entre os estímulos. No entanto, este tipo de testes pode ser moroso, exige uma cooperação considerável do doente e está ainda muito limitado à utilização em investigação **(Katz J et al., 2003).**

Vários estudos examinaram as respostas experimentais à dor no pré-operatório como factores de previsão da dor no pós-operatório. Entre os pacientes submetidos a amputação de membros, os limiares de dor por pressão antes da amputação foram inversamente correlacionados com a dor no coto e a dor fantasma após a amputação. Em pacientes submetidos a reparação do ligamento cruzado anterior, as classificações pré-operatórias de um estímulo térmico nocivo intenso estavam fortemente correlacionadas com as classificações de dor nas articulações durante várias semanas após a cirurgia. A tolerância pré-operatória à dor provocada pelo frio previu a dor pós-operatória após colecistectomia laparoscópica, mesmo depois de os dados terem sido controlados para o neuroticismo. Em resumo, estes resultados identificam as respostas experimentais supra-limiares à dor como importantes factores de previsão da intensidade da dor aguda após procedimentos cirúrgicos **(Kalkman CJ et al., 2003).**

Apesar das barreiras práticas à realização de avaliações experimentais da dor em contextos clínicos, prevê-se que o QST se torne um instrumento de avaliação da dor cada vez mais comum **(Kalkman CJ et al.,2003).**

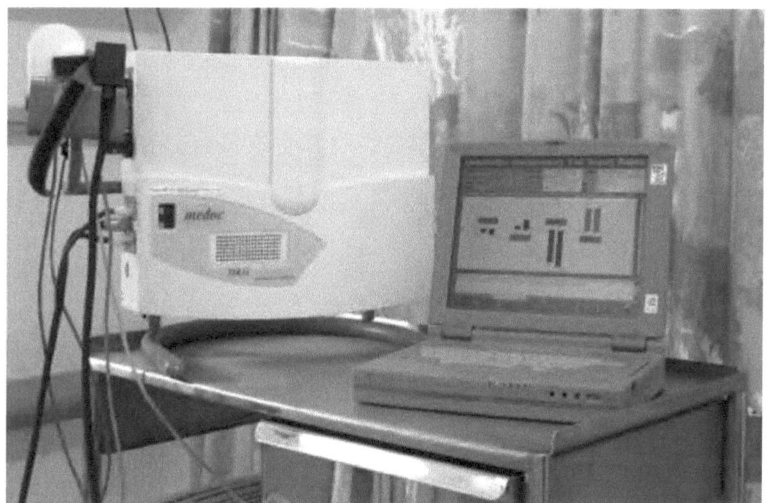

Figura 41: Teste sensorial quantitativo (QST). Esta imagem mostra a máquina de testes sensoriais quantitativos com o termode e o dispositivo de resposta do doente, no canto superior esquerdo da fotografia, ligados ao computador portátil, que apresenta os resultados dos testes. (De Heffernan A: Transcutaneous spinal electroanalgesia: Its effects in acute and chronic pain and healthy volunteers [Tese]. Leicester, Reino Unido, Universidade de Leicester, 2002.

4- Necessidades analgésicas

O tempo até ao primeiro pedido de analgésicos e o consumo de analgésicos são também utilizados como medidas de dor na investigação clínica. Os dispositivos de analgesia controlada pelo doente (PCA) têm sido utilizados para este efeito. O pressuposto é que a dose de analgesia administrada pelo dispositivo durante um período de tempo fornece uma medida da intensidade da dor. Os dados numéricos gerados são relativamente fáceis de analisar. Foi sugerido que o rácio procura/entrega pode refletir melhor as necessidades analgésicas do doente. Esta medição envolve a utilização de um dispositivo de ACP computorizado e é influenciada por outros factores para além da intensidade da dor (ou seja, variáveis de dosagem, efeitos secundários, diferenças psicológicas) **(Cohen L et al., 2005).**

<u>História da utilização de anestesia local intraperitoneal na colecistectomia laparoscópica</u>

Existe uma revisão sistémica e meta-análise de ensaios clínicos aleatórios controlados para avaliar sistematicamente a literatura sobre a utilização de anestésico local intraperitoneal (AILP) na colecistectomia laparoscópica (CL), focando a dor e os resultados metabólicos como medidas clínicas da eficácia da redução da nocicepção visceral por esta modalidade, eis os resultados desta revisão na tabela seguinte; **(Arman Kahokehr et al.,2010).**

Primeiro autor,	Método de ensaio, procedimento . N	Momento da utilização do AL em relação à	Agente utilizado,	Resultado da dor,	Evolução intestinal,	Conclusão dos autores, outros	Jadade

ano, referência	(grupos de intervenção/controlo)	dissecção, método de parto	grupo de comparação	utilização de analgesia	NVPO	resultados relevantes	pontuação Utilizada para a meta-análise sis?
Chundrig ar 1993	RCT, LC 28/30	Posto, na região da cama GB	20 ml de bupiv a 0,25%, NS	Redução da dor, sem diferença na utilização de analgesia	NA	Seguro, fácil de administrar e pode tornar-se uma prática de rotina	3 Utilizado para a dor
Pasqualuc ci 1994	RCT, LC 14/14/14	Pós, ambos, superfície do fígado, espaço subdiafragmático direito, área desperitonalizada	20 ml de bupiv a 0,5% com adren, NS	Diminuição da dor, diminuição da utilização de cetorolac	Reduzir d NVPO	Seguro, fácil de executar. Redução da dor e do uso de AINEs, redução da resposta endócrina (cortisol). Redução da taxa de respiração. Pode tornar-se o método de eleição	4 Utilizado para a dor e a resposta ao cortisol
Rademak er 1994	RCT, LC 15/15/15	Posto, área subdiafragmática direita	20 ml de lidocaína a 0,5%, 20 ml de bupiv a 0,25%, NS	Sem diferença na dor, sem diferença na nicomorfina	NA	Nenhuma diferença na dor ou nas medidas metabólicas (glicose, cortisol) indicando um alívio inadequado da dor. Níveis séricos medidos, com um pico de 15 minutos, Sem diferença em resultados da resp	2 Utilizado para analgesia, glicose, cortisol
Joris 1995	RCT, LC 20/20	Posto, área subdiafragmática direita	80 ml de bupiv 0,125% com adren, NS	Nenhuma diferença significativa, nenhuma diferença em metamizol, paracetamol e piritramida	NA	O Bupiv IP não é eficaz na redução da dor visceral	2 Utilizado para a dor e número de analgesia de resgate
Raetzell 1995	RCT, LC 22/10/22	Pós, subfrénico e leito da GB	50 ml de bupiv a 0,125%, 50 ml de bupiv a 0,25%, NS	Nenhuma diferença, nenhuma diferença na utilização de piritramida	Nenhuma diferença em NVPO	Não recomendado porque ocorreu uma redução da capacidade vital no grupo com 0,25% de AL. Os níveis séricos atingiram o pico em 5-30 minutos. Um doente excedeu o limite tóxico, mas sem efeitos clínicos	2 Utilizado para a dor e a analgesia
Führer 1996	RCT, LC 12/10	Pós, tique subdiafragmático e Ferida GB	0,6 ml/kg 0,375% bupiv, NS	Nenhuma diferença significativa, nenhuma diferença na morfina	NA	Não é eficaz e pode ser prejudicial, uma vez que foi atingido um nível tóxico num doente.	3 Utilizado para a dor e a analgesia

						Os níveis séricos atingiram o pico aos 10-30 min	
Pasqualucci 1996	RCT, LC 30/30/30/30	Pré, pós, ambos, superfície superior do fígado, espaço subdiafragmático, zona desperitonalizada	20 ml de bupiv a 0,5% com adren, NS	Redução da dor nos grupos LA, mas mais no grupo preventivo, redução da utilização de cetorolac	Reduzir d NVPO	Redução da resposta fisiológica, da glicose e do cortisol, redução da dor, redução da frequência respiratória. Importância da calendarização	3 Utilizado para a dor, a utilização de analgésicos e o cortisol
Szem 1996	RCT, LC 26/29	Pré, sob o hemidiafragma direito, sobre a cápsula de Glisson, espaço sub-hepático, serosa	100 ml de bupiv a 0,1%, NS	Redução da dor inicial, sem diferença na utilização da equivalência da morfina	Sem diferenças NVPO	Diferença detetável, embora pequena, na redução da dor	3 Utilizado para dor geral e analgesia
		de GB					
Mraovic 1997	RCT, LC 40/40	Ambos, espaço hepato-diafragmático, perto e acima do ligamento hepatoduodenal, acima da GB, espaço hepatodiafragmático e leito da GB	30 ml de bupiv a 0,5%, NS	Redução da dor, redução do consumo de metamizol	NA	Recomendado como um método seguro para reduzir a dor da manipulação cirúrgica e segunda dose para a dor visceral	4 Utilizado para a dor
Tsimoyiannis 1998	RCT, LC 50/50/50/50/ 50/ 50/50	Pós, infundido sob hemidiafragma direito no final da caso	1,5 mg/kg bupiv ± NS lavagem ± drenagem, controlos	Redução da dor no abdo e na ponta do ombro, redução da utilização de analgesia (supositórios de Paracetamol/Codeína e petidina parentérica)	Reduzir d NVPO em braços de tratamento com drenos de aspiração e IP LA	Recomendar a lavagem com soro fisiológico e a utilização de bupiv IP quando não é necessário um dreno para reduzir a dor pós-operatória	3 Utilizado para a dor e número de analgésicos de resgate
Elfberg 2000	RCT, LC 32/32	Posto, na cama GB	2 mg/kg de solução de bupiv, NS	Não há diferença nas pontuações de dor ou na utilização de analgesia	NA	Sem alteração da dor ou da função respiratória. Níveis séricos seguros medidos às 1 e 4 horas	3, Utilizado para a dor
Elhakim 2000	RCT, LC 25/25	Posto, sob a zona diafragmática direita	200 ml de lidocaína a 0,1%, NS	Redução da dor no abdo, redução da dor na inspiração profunda, redução da utilização de nalbufina	Nenhuma diferença em NVPO	Melhoria da dor. Nenhuma diferença na função respiratória e nenhum evento adverso clínico. Seguro	2 Utilizado para dor e analgesia
Gupta 2002	RCT, LC 20/20	Pós, cateter IP colocado na cama GB	20 ml de ropiv a 0,5% e, em seguida, injecções	Reduziu a dor profunda precoce e a dor da tosse. Nenhuma diferença na	Nenhuma diferença em	Redução da dor profunda e da tosse no pós-operatório	5 Utilizado para a dor e número necessário de

			intermitentes de 10 ml através de cateter IP, de 1 em 1 hora, conforme necessário, durante 20 horas, NS	utilização de cetobemidona	NVPO	imediato. Os níveis séricos diminuíram a partir dos 30 minutos e não houve infecções relacionadas com o cateter IP	analgesia de resgate
Jiranantar em 2002	RCT, LC 39/41	Posto, área subdiafragmática direita, leito da GB, ligamento HD	20 ml de bupiv a 0,5%, NS	Nenhuma diferença na dor, uso de analgesia	NA	Não há diferença entre os grupos	2 Utilizado para dor e analgesia
Labaille 2002	RCT, LC 14/11/13	Ambos, espaço hepatodiafragmático, vesícula biliar e área entre o fígado e o rim	40 ml 0,25% ropiv, 40 ml 0,75% ropiv, NS	Redução da dor abdominal, redução da utilização de morfina	Nenhuma diferença em NVPO	100 mg IP ropiv recomendado como técnica de rotina para o alívio da dor. Seguro. Níveis séricos máximos aos 2040 min	3 Utilizado para a dor e a analgesia
Maestroni 2002	RCT, LC 30/30	Pré-pneumotórax com agulha de Veress e esperar 10 minutos	5 mg/kg de ropiv em 200 ml NS, NS	Redução da dor até às 8 horas, sem diferença no consumo de analgesia	NA	Redução dos níveis de cortisol plasmático, seguro. Analgesia preventiva, funciona melhor para evitar a sensibilização central à dor. Não há diferença na taxa de respiração	3 Utilizado para a dor, o número de pessoas que necessitam de ajuda e o cortisol
Hernande z-Palazon 2003	RCT, LC 30/30/30	Pós, pulverizado no diafragma, no leito da bexiga e no espaço sub-hepático direito	30 ml de bupiv 0,25% ±2 mg de morfina, NS	Redução da dor no início do abdo e da incisão, redução da utilização de metamizol	Nenhuma diferença em NVPO	Reduziu a dor e a necessidade de metamizol. A morfina IP não teve benefícios	3 Utilizado para a dor
Lepner 2003	RCT, LC 20/20/20/20	Pós, subdiafragma direito e Incisional	200 ml 1,5% ligno ? bupiv incisional, NS incisional, controlo	Não há benefício significativo para a dor com a adição de ligno IP, não há diferença na utilização de petidina	Nenhuma diferença em NVPO	A infiltração incisional é a melhor para o alívio da dor, a utilização de IP LA merece um estudo mais aprofundado	5 Utilizado para dor e número que necessita de resgate
Ng 2004	RCT, LC 23/24	Pós, injetado no leito da GB e na cavidade peritoneal	30 ml 0,25% levobupivacai ne com adren, NS com adren	Redução da dor na inspiração, sem diferença na utilização de analgesia	Nenhuma diferença em NVPO	Redução da dor ao inspirar. Isto continuou a ser uma prática de rotina dos cirurgiões do estudo	5 Utilizado para o número de pessoas que necessitam de analgesia de emergência
Jabbour Khoury 2005	RCT, LC 20/20/20/20	Pós, pulverizado no tique subdiafragma e na área GB	40 ml de bupiv a 0,25%, 40 ml de bupiv a 0,25% ? 200 mg de cetoprofeno IV ou IP, controlo	Redução da dor abdo e da PST em todos os grupos de tratamento, redução do cetoprofeno apenas no grupo do bupiv IP ? cetoprofeno	POV reduzido apenas no IP bupiv ? IV cetopro	Redução da dor no grupo IP LA, mas esta é melhorada com AINE IV no final do procedimento devido ao sinergismo.	3 Utilizado para dor e número que necessita de resgate

				IV	grupo fen	Seguro e económico	
Louizos 2005	RCT, LC 26/28/25	Posto, na cama GB	20 ml de levobupivacai a 0,25% ± infiltração no local do trocarte, NS	Redução da dor no ombro, uso educado de dextropropoxifeno	NA	Seguro e eficaz na redução da dor, mas mais eficaz quando combinado com a infiltração no local do trocarte	3 Utilizado para dor e número que necessita de resgate
Barczynski 2006	RCT, LC 30/30/30/30	Pré e pós pneumoperitônio (dissecção pré), pulverizado na direção do fígado e da glândula biliar	2 mg/kg de bupiv em 200 ml NS, NS	Redução da dor no grupo LA mas efeito maior no grupo pré-pneumo com eliminação da dor na ponta do ombro. Redução do uso de cetoprofeno	NA	A administração de IP LA antes da criação do pneumoperitônio significa maior benefício em comparação com a administração de	4 Utilizado para a média da dor e o número de pessoas que necessitam de socorro
						após pneumoperitoneum	
Karaaslan 2006	RCT, LC 16/18/16/15	Pré-pneumo, pré e pós-dissecção, injetado por agulha na região subcostal direita ou na área sub-hepática por visão	20 ml de bupiv a 0,5% após intubação, após pneumoperitônio ou no final, controlo	Redução da dor e do consumo de diclofenac no grupo que recebeu AL após pneumoperitoneu, antes da dissecção	NA	Seguro, a instilação antes da dissecção é mais benéfica	3 Utilizado para a dor
Alkhamesi 2007	RCT, LC 20/20/20/20	Pós, aerossolizado para cobrir toda a cavidade peritoneal ou injetado para cobrir o leito da cavidade peritoneal	10 ml de bupiv em aerossol a 0,5%, 10 ml de lavagem com bupiv a 0,5%, NS, controlo	Redução da dor e do consumo de morfina no grupo aerossolizado	Reduzir o vómito no grupo nebulizado	Mobilidade mais rápida, redução significativa do uso de morfina e da dor. O AL aerossolizado deve ser defendido	2 Utilizado para dor e analgesia
Garcia 2007	RCT, LC 19/13	Pós, no leito da GB e na região supra-hepática	80 ml de bupivacaína 0,125% S75-R25, NS	Redução da dor às 12 horas, sem diferença significativa na utilização de tramadol	Nenhuma diferença em NVPO	Redução da dor, mas são necessários estudos mais alargados para mostrar a significância estatística noutras medidas utilizando esta nova combinação de AL	4 Utilizado para a dor
Kucuk 2007	RCT, LC 20/20/20/20	Posto, tique subdiafragmático e cama GB	21 ml de bupiv a 0,5% com adren, 21 ml de ropiv a 0,5% com adren, 21 ml de ropiv a 0,75% com adren, NS	Redução da dor em todos os 3 grupos de AL, redução da utilização de morfina, principalmente no grupo ropiv a 0,75%	Nenhuma diferença em NVPO	150 mg de ropiv mais eficaz do que doses menores de AL, sem diferença na taxa de respiração	2 Utilizado para a dor e a analgesia
Ahmed 2008	RCT, LC 50/50/50/50	Posto, espaço diafragmático e fossa GB	20 ml de bupiv a 0,5%, 20 ml de lidocaína a 2%, 20 ml, NS, controlo	Redução da dor abdominal, dor no ombro, redução da utilização de supositórios de meperidina e diclofenac	Nenhuma diferença em NVPO	Seguro, reduz a dor e a utilização de analgésicos. São necessários estudos para identificar o momento ideal de	4 Utilizado para dor e número que necessita de resgate

						aplicação. Redução da frequência respiratória nos grupos LA	
Pappas- Gogos 2008	RCT, LC 20/20/20/ 20/ 20/20	Pré, pós, tique subdiafragmático direito	40 ml de ropiv a 0,2% combinados com ou sem 30 ml/kg de solução salina e um dreno em vários momentos, controlo	Redução da dor e da utilização de supositórios de Paracetamol/Co deine e cetoprofeno nos grupos que receberam AL no início	Nenhuma diferença em NVPO	IP LA no início e NS wash no final do procedimento tiveram o alívio da dor mais impressionante e a redução do uso de analgésicos	4 Utilizado para a dor
Papadima 2009	RCT, 36/35	Poste, tubo de drenagem de silástico	10 ml 0,5% levobupivacai	Redução da dor, redução	NA	Método seguro para reduzir a dor	5, Utilizado para
		colocado no subdiafragma esquerdo e removido 8 h após a operação	ne e repetido às 8 h, NS	utilização de fentanil e de meperidina e redução do número de analgésicos de emergência na enfermaria		e necessidade de utilização de opiáceos	dor, analgesia e número de pessoas que necessitam de ajuda
Golubovi c 2009	RCT 30/30	Posteriormente, ligamento hepatodiafragmático, acima do ligamento hepatoduodenal e acima do leito da GB	50 ml de bupiv a 0,25%, NS	Redução da dor, redução da utilização de petidina	NA	Redução da dor e da necessidade de utilização de opiáceos	3, Utilizado para dores e números que necessitam de socorro

Tabela 1: revisão sistemática e meta-análise de ensaios clínicos aleatorizados do uso intraperitoneal de anestésico local na colecistectomia laparoscópica (**Arman Kahokehr et al., 2010).**

PACIENTES E MÉTODOS

Doentes e métodos

- Este estudo prospetivo foi efectuado em **60** doentes, todos eles submetidos a colecistectomia laparoscópica (C.L.).

- Os casos foram aceites no Departamento de Cirurgia Geral dos Hospitais da Universidade de El-Menofeya, tendo sido obtidos consentimentos informados de todos os doentes incluídos no estudo, que foram aprovados pelo comité de ética local.

- **Critérios de inclusão**

- Doentes submetidos a colecistectomia laparoscópica.
- Pacientes com American Society of Anaesthesia (ASA) 1 e 2.
- Doentes com idade superior a 18 anos e inferior a 70 anos.

- Critérios de exclusão

- Doentes com ASA 3 e 4 .
- Doentes com colecistite aguda.
- Doentes com alergia aos AINEs ou ao AL .
- Doentes com menos de 18 anos e mais de 70 anos.
- Doentes com doenças cardíacas, respiratórias, hepáticas, renais ou hematológicas significativas.
- Doentes com antecedentes de hemorragia gastrointestinal.
- Se a operação for convertida de colecistectomia com circulação extracorporal para colecistectomia aberta.
- Doentes que estejam a tomar AINEs regularmente.

- **Todos os doentes incluídos foram submetidos, no pré-operatório, a :-**

> **Antecedentes médicos:** pessoais, doença atual, história passada e familiar.

> **Exame físico:** geral e local (inspeção, palpação, percussão e auscultação).

> **Investigações pré-operatórias:** Hemograma, função hepática, função renal, tempo e atividade da protrombina, bilirrubina direta e indireta, ECG, radiografia do tórax.

> **Consentimento informado.**

- Os doentes foram divididos aleatoriamente em 3 grupos

A. Grupo **A** (20 pacientes): o grupo de controlo.

B. Grupo **B** (20 doentes): submetidos a LC com injeção intraperitoneal de anestésico local (IPLA).

C. Grupo **C** (20 doentes): submetidos a LC com infiltração subcutânea pré-incisional com anestésico local nos locais dos portos e injeção intraperitoneal de anestésico local (IPLA).

- Técnica operatória :-

□ Colocar o doente na posição supina.

□ Colocar linhas intravenosas periféricas, juntamente com ECG, oximetria de pulso e monitores de tensão arterial.

□ Intubar o doente e iniciar a anestesia geral.

□ Abduzir os braços do doente ou colocá-los confortavelmente ao lado do corpo. Colocar as 2 torres laparoscópicas de cada lado do tronco do doente, na direção da cabeça. O cirurgião coloca-se do lado esquerdo do doente e o assistente do lado direito.

□ Preparar a pele inicialmente com clorexidina desde a linha do mamilo até aos ligamentos inguinais e lateralmente até à espinha ilíaca antero-superior.

□ **Apenas no grupo C:**

Injeção subcutânea pré-incisional de xilocaína (lidocaína HCL) a 1 cm em cada local do orifício.

□ Fazer uma incisão transversal de 1,5 cm na face inferior do umbigo e aprofundá-la através da gordura subcutânea até à bainha anterior do reto. Com uma pinça de Kocher, agarrar o reflexo da linha alba sobre o umbigo e elevá-lo cefalicamente.

Elevar o peritoneu entre 2 pinças rectas e incisá-lo, permitindo uma entrada segura na cavidade abdominal. Colocar um trocarte rombo de Hasson de 11 mm na cavidade abdominal e iniciar a insuflação de CO2 até uma pressão máxima de 15 mm Hg.

Equilibrar o laparoscópio e avançar lentamente para a cavidade abdominal. Fazer uma incisão de 1,2 cm 3 dedos abaixo do processo xifoide e aprofundá-la na gordura subcutânea. Introduzir um trocarte de 11 mm na cavidade abdominal (sob visão direta) na direção da vesícula biliar através da parede abdominal, certificando-se de que entra mesmo à direita do ligamento falciforme. Em seguida, colocar a mesa em posição de Trendelenburg invertida com o lado direito para cima para permitir que o intestino delgado e o cólon se afastem do campo operatório.

□ Agarrar o fundo da vesícula biliar com uma pinça de Smm colocada através da porta subxifóide de 11 mm. Elevar a vesícula biliar no sentido cefálico sobre a cúpula do fígado para ajudar a escolher as melhores posições laterais da porta de 5 mm.

□ Depois de escolhidos os locais adequados, fazer incisões na pele e colocar 2 trocartes laterais de 5 mm na cavidade peritoneal sob visão direta. Colocar 2 pinças de 5 mm com mecanismos de bloqueio através de cada uma destas portas laterais.

□ Utilizar a pinça lateral para agarrar o fundo biliar e mantê-lo cefálico sobre a cúpula do fígado. Utilizar a pinça medial para retrair o infundíbulo da vesícula biliar na direção caudolateral. Esta manobra endireita o ducto cístico, ou seja, retrai-o a um ângulo de 90° em relação ao ducto biliar comum (CBD), e é um movimento de segurança fundamental para proteger o CBD de lesões inadvertidas. Em contraste, a retração do infundíbulo cefálico tende a alinhar o ducto cístico com o CBD, tornando o CBD mais propenso a lesões.

□ Ocasionalmente, podem ser encontradas aderências entre a vesícula biliar e o omento ou o duodeno. Estas podem ser lisadas com um cautério de gancho cuidadoso. Os autores preferem utilizar o electrocautério de gancho em L, que permite uma dissecção muito limpa e delicada, mas qualquer dispositivo electrocirúrgico pode ser utilizado para esta dissecção.

□ Uma vez alcançada a área do hilo da vesícula biliar, a importância da exposição e da dissecção delicada não pode ser enfatizada demais. Dissecar cuidadosamente e identificar o ducto cístico e a artéria no triângulo de Calot para obter a visão crítica. A visão crítica é obtida quando se consegue ver apenas duas estruturas que entram diretamente na vesícula biliar. Esta vista deve ser obtida antes da clipagem e transecção de quaisquer estruturas.

□ A chave para a obtenção da visão crítica é a desobstrução completa do tecido areolar no espaço sub-hepático. Segurar o infundíbulo caudolateralmente e utilizar o gancho para marcar o peritoneu anterior sobre a junção infundíbulo-ducto cístico. Em seguida, incisar o peritoneu ao longo do aspeto medial até 1 cm do fígado e continuar cefalicamente em direção ao fundo da vesícula biliar.

□ Em seguida, retrair a vesícula biliar caudomedialmente e repetir uma dissecção semelhante na superfície lateral. Esta técnica é por vezes designada por técnica *da bandeira.*

□ Um endo-peanut ou dissector pode ser de grande ajuda para definir melhor estas estruturas. Nesta altura, deve ser possível identificar o ducto cístico e a artéria que entram diretamente na vesícula biliar (esta é a vista crítica).

□ As estruturas podem ser clipadas e divididas. Utilizar um aplicador de clipes endoscópicos para colocar clipes na artéria e no ducto (2 proximalmente e 1 distalmente), seguido de divisão com tesouras endoscópicas.

□ Depois de as estruturas císticas terem sido cortadas e divididas, retrair o infundíbulo da vesícula biliar no sentido cefálico. Utilizar um gancho ou uma espátula para desenvolver um plano no tecido areolar entre a vesícula biliar e o fígado com movimentos de varrimento suaves da direita para a esquerda e vice-versa. Como em qualquer cirurgia, a regra da tração-contra-tração é essencial. À medida que se sobe o leito da vesícula biliar, o assistente deve reposicionar as suas pinças para assegurar uma tensão óptima no tecido areolar entre a vesícula biliar e o seu leito hepático.

□ Antes de dividir os últimos fios que ligam a vesícula biliar ao fígado, fazer uma inspeção final da fossa da vesícula biliar e das estruturas císticas cortadas. Quaisquer pontos de sangramento na fossa da vesícula biliar devem ser controlados neste momento, antes que a vesícula biliar seja completamente separada do fígado. Esta é a última oportunidade para visualizar bem estas áreas.

Agarrar a vesícula biliar com ambas as pinças de 5 mm e mantê-la sobre o quadrante superior direito. Transferir o laparoscópio para a porta subxifóide. Retirar a vesícula biliar através da pinça umbilical. Efetuar a inspeção final e a lavagem.

□ **Apenas nos grupos B e C:**

Irrigação intraperitoneal de Xilocaína (lidocaína HCL) 4mg/kg no leito da bexiga.

□ Colocar a mesa na posição neutra.

□ Fechar todas as incisões na pele.

□ Extubar o doente e transferi-lo para a unidade de cuidados pós-anestésicos.

- Avaliação pós-operatória

Medimos a dor pós-operatória através de observação meticulosa pós-operatória (após 1, 2, 4, 6, 8, 10, 12h de pós-operatório) **via;**

1. Sinais vitais (pressão arterial, pulso, temperatura, frequência respiratória).
2. Escala de avaliação da dor; Escala visual analógica (EVA) por notas do médico.
3. Auscultação do peristaltismo.
4. movimento da cama.
5. passagem de flatos.

Análise estatística

A apresentação e análise estatística do presente estudo foi efectuada, utilizando a média, o desvio padrão e o teste do qui-quadrado pelo SPSS V.16.

1- Valor médio $\left(\bar{X}\right)$: a soma de todas as observações dividida pelo número de observações:

$$\left(\bar{X}\right) = \frac{\Sigma x}{n}$$

Em que Σ = soma e n = número de observações.

2-Desvio-padrão [DP]:

Mede o grau de dispersão das variedades individuais em torno da sua média:

$$SD = \sqrt{\frac{\Sigma \left|x - x\right|^{-2}}{n-1}}$$

3. Testes de análise de variância [ANOVA]: De acordo com o programa de computador SPSS for Windows. O teste ANOVA foi utilizado para a comparação entre diferentes momentos do mesmo grupo em dados quantitativos.

4-Chi-square a hipótese de que as variáveis da linha e da coluna são independentes, sem indicar a força ou a direção da relação. Qui-quadrado de Pearson e qui-quadrado da razão de verosimilhança. O teste exato de Fisher e o qui-quadrado corrigido de Yates são calculados para tabelas 2x2.

Teste do qui-quadrado:

Para a comparação entre dois grupos no que respeita aos dados qualitativos.

$$X^2 = \sum \frac{(O-E)^2}{E}$$

Onde:

Σ = Somatório.

O = Valor observado.

$$E = \text{ Expected value} = \frac{\text{vertical total X Horizontal total}}{\text{grand total}}$$

RESULTADOS

No grupo A, a média de idades foi de 40,6, enquanto no grupo B, a média de idades foi de 36,7, e no grupo C, a média de idades foi de 36,7, tal como no grupo B (como na tabela seguinte).

	Age		
	GA (N=20)	GB (N=20)	GC (N=20)
Range	27-57	24-50	14-57
Mean	40.6	36.7	36.7
±SD	8.99	8.48	11.8
f. test	1.039		
p. value	0.396		

Scheffe test		
GA& GB	GA & GC	GB& GC
0.142	0.247	0.636

Quadro 1: as idades dos três grupos.

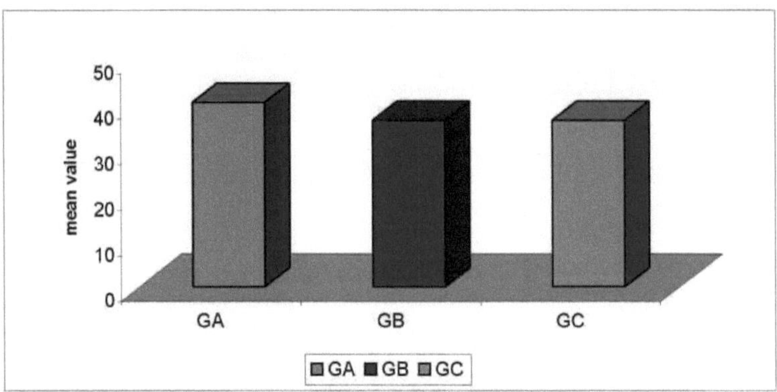

Figura42: Diagrama com os valores médios das idades dos três grupos.

No grupo A, os pacientes do sexo feminino foram 100%, no grupo B, os pacientes do sexo masculino e feminino foram 5% e 95%, e no grupo C, os pacientes do sexo masculino e feminino foram 10% e 90%, respetivamente (como na tabela seguinte).

Gender			Group			Total
			GA (N=20)	GB (N=20)	GC (N=20)	
Male		N	-	1	2	3
		%	-	5.0%	10.0%	5.0%
Female		N	20	19	18	57
		%	100.0%	95.0%	90.0%	95.0%
Total		N	**20**	**20**	**20**	**60**
		%	**100.0%**	**100.0%**	**100.0%**	**100.0%**
Chi-square	X^2		**1.214**			
	P-value		**0.336**			

Tabela 2: o género dos doentes dos três grupos.

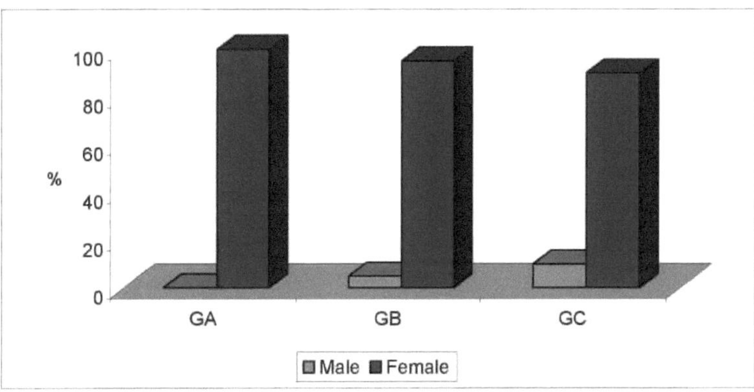

Figura43: Diagrama que mostra a proporção de homens e mulheres nos três grupos.

No grupo A, a média das durações das operações foi de 68 minutos, no grupo B, a média das durações foi de 69,7 minutos, e no grupo C, a média das durações foi de 68 minutos, não havendo diferenças significativas entre os três grupos.

	duration of operation		
	GA (N=20)	GB (N=20)	GC (N=20)
Range	30-90	60-85	50-100
Mean	68	69.7	68
±SD	15.4	7.69	11.8
f. test	0.140		
p. value	0.336		

Scheffe test		
GA& GB	GA & GC	GB& GC
0.956	0.685	0.753

Quadro 3: duração das operações dos três grupos.

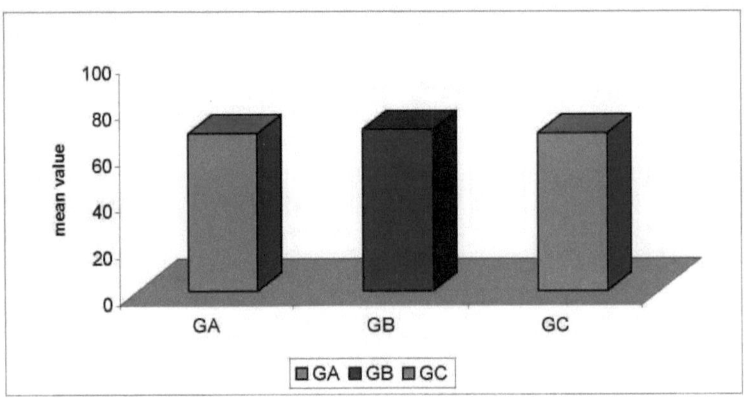

Figura44: Diagrama com os valores médios da duração das operações dos três grupos.

Na primeira hora, o valor de P da escala visual analógica (EVA) foi de 0,001, o que significa uma diferença altamente significativa entre os três grupos, na segunda hora, o valor de P foi de 0,002, o que também é significativo, na quarta hora, o valor de P foi de 0,006, o que é significativo, na sexta hora, o valor de P foi de 0,001, o que também é altamente significativo, na oitava hora, o valor de P foi de 0,012, o que é significativo, e na décima e décima segunda horas, os valores de P foram de 1, o que não foi significativo.

O uso de anestésico local intraperitoneal e no local do porto mostrou efeito significativo na primeira, segunda, quarta, sexta e oitava horas na redução da dor pós-operatória, enquanto que não mostrou efeito significativo na décima e décima segunda horas de pós-operatório.

VAS		GA (N=20)	GB (N=20)	GC (N=20)	f. test	p. value
1	Range	6-8	4-8	1-6	6.352	0.001
	Mean±SD	7.25±0.78	5±1.16	3.15±1.84		
2	Range	3-7	1-6	1-2	4.258	0.002
	Mean±SD	4.95±0.99	2.35±1.08	1.20±0.41		
4	Range	2-5	1-3	1-1	3.147	0.006
	Mean±SD	2.65±0.81	1.45±0.60	1±0		
6	Range	1-3	1-2	1-1	9.563	0.001
	Mean±SD	1.7±0.57	1.05±0.22	1±0		
8	Range	1-2	1-1	1-1	4.750	0.012
	Mean±SD	1.2±0.41	1±0	1±0		
10	Range	1-1	1-1	1-1	0.00	1.00
	Mean±SD	1±0	1±0	1±0		
12	Range	1-1	1-1	1-1	0.00	1.00
	Mean±SD	1±0	1±0	1±0		

Tabela 4: escala visual analógica dos três grupos.

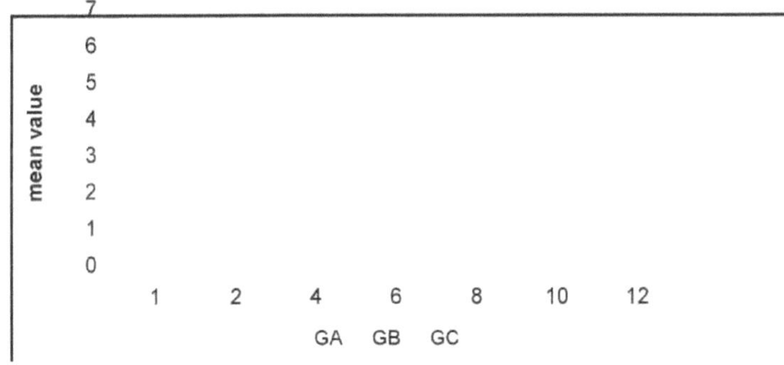

Figura45: Diagrama que mostra os valores médios da dor de acordo com a EVA dos três grupos.

No grupo A, a média de auscultação de peristaltismo positivo foi de 6, no grupo B, a média foi de 1,35, e no grupo C, a média foi de 1,25. Com um valor de P. de 0,001, o que é altamente significativo.

Utilizando o teste de Scheffe, verificou-se uma diferença significativa entre os três grupos, indicando o efeito da utilização de anestésico local tanto intraperitoneal como no local do porto.

	peristalsis auscultation		
	GA (N=20)	GB (N=20)	GC (N=20)
Range	4-8	1-2	1-2
Mean	6	1.35	1.25
±SD	0.91	0.48	0.44
f. test	30.262		
p. value	0.001		

Scheffe test		
GA& GB	GA & GC	GB& GC
0.001	0.001	0.009

Tabela 5: auscultação do peristaltismo dos três grupos.

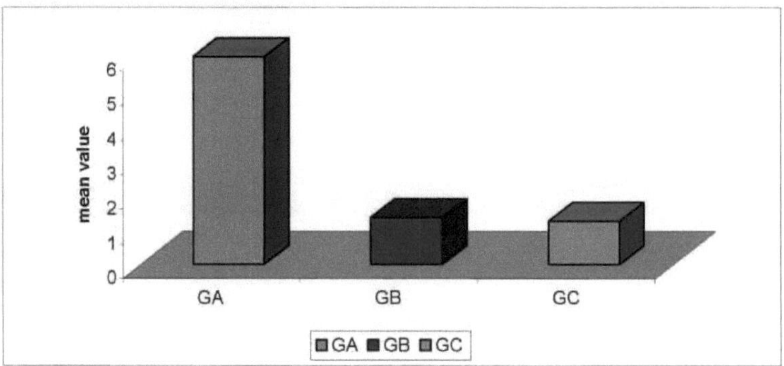

Figura46: Diagrama com os valores médios da auscultação do peristaltismo dos três grupos.

No grupo A, a média do primeiro movimento da cama foi de 5,10, no grupo B, a média foi de 3,60, e no grupo C, a média foi de 2,05. Com um valor de P. de 0,001, que foi altamente significativo.

Utilizando o teste de Scheffe, verificou-se uma diferença significativa entre os grupos A e B e entre os grupos A e C, o que indica o efeito da utilização de anestésico local na deambulação pós-operatória precoce a partir da cama.

	movement from bed		
	GA (N=20)	GB (N=20)	GC (N=20)
Range	4-6	2-4	1-4
Mean	5.10	3.60	2.05
±SD	1.02	0.82	0.94
f. test	19.362		
p. value	0.001		
Scheffe test			
GA& GB	GA & GC	GB& GC	
0.001	0.001	0.005	

Tabela 6: o movimento da cama dos três grupos.

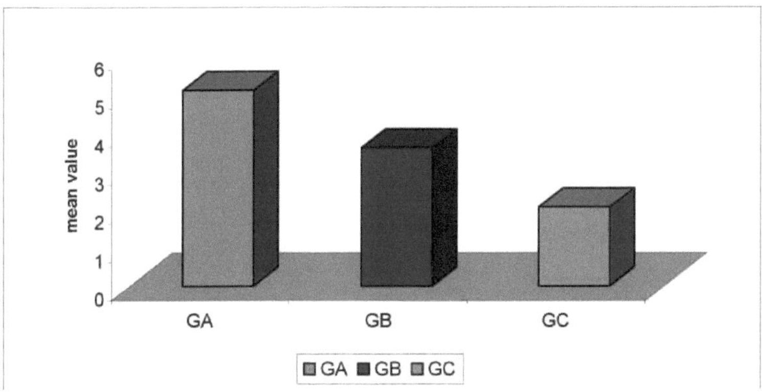

Figura47: Diagrama que mostra os valores médios de movimento a partir da cama dos três grupos.

No grupo A, a média da primeira passagem de flatos no pós-operatório foi de 12,55, no grupo B, a média foi de 5,90, no grupo C, a média foi de 4,10. Com um valor de P. de 0,001, o que é altamente significativo.

Utilizando o teste Scheffe, verificou-se uma diferença significativa entre os três grupos, o que indica o efeito da utilização de anestésico local na passagem precoce de flatos no pós-operatório, o que indica um movimento intestinal precoce.

	passing flatus		
	GA (N=20)	GB (N=20)	GC (N=20)
Range	8-18	4-10	1-8
Mean	12.55	5.90	4.10
±SD	2.85	1.88	2.07
f. test	22.190		
p. value	0.001		
Scheffe test			
GA& GB	GA & GC	GB& GC	
0.001	0.001	0.042	

Tabela 7: flatos de passagem dos três grupos.

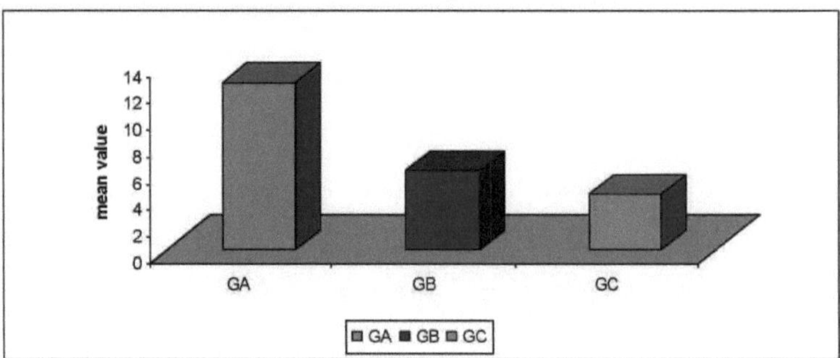

Figura48: Diagrama mostrando os valores médios de passagem de flatos dos três grupos.

Assim, o resultado final é que a utilização de anestésico local, tanto intraperitoneal como subcutâneo, é significativamente eficaz na redução da dor pós-operatória nas primeiras oito horas, no movimento intestinal precoce, na passagem precoce de flatos e na deambulação pós-operatória precoce.

DISCUSSÃO

Os anestésicos locais impedem a transmissão de sinais nervosos do local do traumatismo para a medula espinal e reduzem a inflamação local neurogénica no local do traumatismo **(Mitra S et al., 2012).**

A dor total da laparoscopia pode ser reduzida através da aplicação de anestesia local sob o diafragma sob visão direta, através de um dispositivo de irrigação ou através de um cateter subfrénico **(Feroci F et al., 2010).**

Pensa-se que a dor após colecistectomia é de natureza multidimensional. Com o advento de técnicas minimamente invasivas, incluindo a laparoscopia de porta única e a cirurgia endoscópica transluminal, existe a possibilidade de contornar completamente a parede abdominal para acesso e ressecção visceral. Embora reduzam consideravelmente a necessidade de analgesia, estes avanços na técnica continuam a causar nocicepção visceral, devido à rutura do peritoneu e à dissecção das vísceras **(Kuon Lee S et al., 2009).**

A dor visceral é uma forma de dor distintamente separada da dor somática. A sinalização visceral ocorre através do sistema nervoso entérico, que é complexo e parcialmente independente do sistema nervoso central, com uma vasta rede de subtipos neuronais distintos e funcionalmente diversos. Vísceras como a vesícula biliar e o peritoneu de revestimento transmitem sensações desagradáveis e reacções autonómicas a lesões através de aferências no nervo vago. Estes chamados "nociceptores silenciosos" são activados por inflamação e lesões intraperitoneais, dando origem a sensações dolorosas e não dolorosas que influenciam os comportamentos de alimentação e de doença **(Gumbs AA et al., 2009).**

A facilidade de utilização e a segurança dos anestésicos locais são bem reconhecidas e, coletivamente, constituem uma das classes de fármacos mais importantes nos cuidados perioperatórios. A principal vantagem dos agentes anestésicos locais é que não têm os efeitos adversos dos opióides administrados por via sistémica, tais como sedação pós-operatória, náuseas, paralisia gastrointestinal e supressão respiratória, e actuam diretamente no tecido em que são aplicados. Os anestésicos locais são habitualmente administrados em cirurgia abdominal por infiltração cutânea ou administração epidural, bloqueando as aferências somáticas e proporcionando benefícios significativos na redução da dor pós-operatória e na melhoria da recuperação. No entanto, também é possível instilar soluções de anestésicos locais na cavidade peritoneal, bloqueando assim a sinalização aferente visceral e modificando potencialmente a nocicepção visceral e as respostas à doença a jusante. Os anestésicos locais aplicados na cavidade peritoneal têm sido utilizados como "bloqueios de campo" desde 1950. A ligadura tubária tem sido efectuada de forma eficaz e segura apenas com anestesia local intraperitoneal (IPLA) e da parede abdominal. As técnicas periféricas de utilização de anestésico local também parecem estar a ganhar popularidade. No entanto, a prática da administração de IPLA não é rotineira na colecistectomia laparoscópica moderna (LC) **(Bielefeldt K et al., 2005).**

Um número significativo de artigos examinou a administração intraperitoneal de anestésicos locais em colecistectomias laparoscópicas de acordo com a dor abdominal pós-operatória e o consumo de analgésicos narcóticos, com resultados promissores **(Alexander DJ et al., 1996, Elhakim M et al.,2000, Johnson RC et al.,1999, Lepner U et al.,2003, Mraovic B et al.,1997)**. No entanto, outros estudos indicam que a analgesia pós-operatória **(Jiranantarat V et al.,2002, Lee IO et al.,2001, Zmora O et al.,2000)** e o uso de narcóticos não foram significativamente diferentes nos grupos que receberam anestesia local **(Dath D et al.,1999, Elfberg BA et al.,2000, Joris J et al.,1995)**. Alguns desses estudos examinaram o momento da administração do anestésico local durante a cirurgia, com resultados controversos, pois alguns não mostraram diferença estatística em relação à dor pós-operatória e ao tempo de alta dos pacientes **(Labaille T et al.,2002, Paulson J et al.,2003, Uzunkoy A et al.,2001)**, enquanto outros apoiam a crença de que o momento da administração intraperitoneal do anestésico local é muito importante **(Maestroni U et al.,2002)**.

CONCLUSÃO

A utilização pré-incisional e intra-peritoneal de anestésico local é um método fácil, seguro, barato e não invasivo que proporciona uma boa analgesia no período pós-operatório precoce e também proporciona um peristaltismo precoce que resulta nos seguintes efeitos

- Recuperação precoce dos movimentos intestinais e eliminação precoce de flatos, o que permite uma alimentação oral precoce, evitando as complicações da nutrição parentérica.
- Deambulação precoce; evitar as complicações de uma longa reclinação.
- O paciente regressa mais cedo à sua vida normal.
- Recuperação pós-operatória calma e indolor, evitando as complicações da ansiedade e da agitação pós-operatórias.
- Minimizar a utilização de medicamentos anti-inflamatórios não esteróides; evitar os seus efeitos secundários sistémicos.
- Diminuir o tempo de permanência pós-operatória no hospital.

Por conseguinte, defendemos a utilização de anestesia local intraperitoneal e no local da incisão como procedimento de rotina da colecistectomia laparoscópica.

REFERÊNCIAS

Abbas IS. Overlapped-clipping, uma nova técnica para a ligadura de um ducto cístico largo na colecistectomia laparoscópica. Hepatogastroenterologia. Jul-Ago 2005;52(64):1039-41.

Ahmed A, Tan D, Awad ZT, Al-Aali AY, Kilkenny J, Orlando FA, Al- Chalabi A, Crass R, Alrawi SJ: Dor pós colecistectomia laparoscópica: efeitos dos anestésicos locais intraperitoneais no controlo da dor - um ensaio prospetivo aleatório, duplamente cego e controlado por placebo. Am Surg. 2008; 74(3):201-9.

Alexander DJ, Ngoi SS, Lee L, SO J, Mak K, Chan S, Goh PM (1996) Randomized trial of periportal peritoneal bupivacaine for patient relief after laparoscopic cholecystectomy. Br J Surg 83:1223-1225.

Alper I, Ulukaya S, Ertugrul V, makay O, Uyar M, Balcioglu T. Effects of intraperitoneal levobupivacaine on pain after laparoscopic cholecystectomy: a prospective, randomized, double-blinded study. AGRI. 2009;21: 141-145.

Apfelbaum JL, Chen C, Mehta SS, Gan TJ: Experiência de dor pós-operatória: os resultados de um inquérito nacional sugerem que a dor pós-operatória continua a ser mal gerida. Anesth Analg 2003;97:534-540.

Arman Kahokehr, Tarik Sammour, Mattias Soop, Andrew G. Hill: Intraperitoneal use of local anesthetic in laparoscopic cholecystectomy: systematic review and metaanalysis of randomized controlled trials; J Hepatobiliary Pancreat Sci (2010) 17:637-656.

Arvind Chandrakantan, P.S.A.Glass: Multimodal therapies for postoperative nausea,vomiting and pain, British Journal of Anaesthesia 107 (S1): i27-i40 (2011).

Bagi Abdel M. Prevalence of gallbladder disease in Sudan: first sonographic field study in adult population [abstract]. Arabi M ARB editor. Gastroenterology 1991;100:A307. 2009.

. Barczynski M, Konturek A, Herman RM. Superioridade da analgesia preemptiva com instilação intraperitoneal de bupivacaína antes e não depois da criação de pneumoperitoneu para colecistectomia laparoscópica: um estudo aleatório, em dupla ocultação, controlado por placebo. Surg Endosc 2006 Jul;20 (7): 1088-93.

Baron LR, Tublin ME, Peterson MS. Imagiologia do espetro da doença do trato biliar. Radiol Clin North Am 2002; 40:1325-1354.

Bielefeldt K, Christianson JA, Davis BM. Aspectos básicos e clínicos da sensação visceral: transmissão no SNC. Neurogastroenterol Motil. 2005;17:488-99.

Bisgaard T, Klarskov B, Rosenberg J, Kehlet H: Caraterísticas e previsão da dor precoce após colecistectomia laparoscópica. Pain 2001;90:261-269.

Breitenstein S, Nocito A, Puhan M, Held U, Weber M, Clavien PA. Robotic-assisted versus laparoscopic cholecystectomy: outcome and cost analyses of a case-matched control study. Ann Surg. Jun 2008;247 (6):987-93.

Bucciero M, Ingelmo PM, Fumagalli R, Noll E, Garbagnati A, Somaini M, Joshi GP, Vitale G, Giardini V, Diemunsch P: Nebulização intraperitoneal de ropivacaína para controlo da dor após colecistectomia laparoscópica: uma comparação com a instilação intraperitoneal. Anesth Analg. 2011; 113(5):1266-71.

Buzad FA, Corne LM, Brown TC, Fagin RS, Hebert AE, Kaczmarek CA, et al. Colecistectomia robótica num único local: análise da eficiência e dos custos. Int J Med Robot. May-2-2013.

Calland JF, Tanaka K, Foley E, Bovbjerg VE, Markey DW, Blome S, et al. Outpatient laparoscopic cholecystectomy: patient outcomes after implementation of a clinical pathway. Ann Surg. maio de 2001;233(5):704- 15.

Centro SA. Diseases of the gallbladder and biliary tree (Doenças da vesícula biliar e da árvore biliar). Vet Clin North Am Small Anim Pract. maio de 2009;39(3):543-98.

Cervero F, Laird JM: Papel dos canais iónicos nos mecanismos que controlam as vias da dor gastrointestinal. Curr Opin Pharmacol 2003;3:608-612.

Chang SH, Lee HW, Kim HK, Kim SH, Kim DK. Uma avaliação da pregabalina perioperatória para prevenção e atenuação da dor pós-operatória no ombro após colecistectomia laparoscópica. Anesth Analg. 2009;109: 1284-1286.

Chang WT, Lee KT, Chuang SC, Wang SN, Kuo KK, Chen JS. O impacto dos antibióticos profiláticos na complicação da infeção pós-operatória na colecistectomia laparoscópica electiva: um estudo prospetivo randomizado. Am J Surg. Jun 2006;191(6):721-5.

Charles Thomas: Biliary Tract and Gallbladder Cancer (Cancro das vias biliares e da vesícula biliar): Diagnosis & Therapy, 2008.

Chattopadhyay D, Lochan R, Balupuri S, et al. Outcome of gallbladder polypoidal lesions detected by transabdominal ultrasound scanning: a nine year experience.World J Gastroenterol 11:2171-2173 (2005).

Cohen L, Fouladi RT, Katz J: As estratégias de coping e a angústia no pré-operatório prevêem a dor pós-operatória e o consumo de analgésicos em mulheres submetidas a cirurgia ginecológica abdominal. J Psychosom Res 2005;58: 201-209.

Cousins MJ, Brennan F, Carr DB: Alívio da dor: Um direito humano universal. Pain 2004;112:1-4.

Csikesz N, Ricciardi R, Tseng JF, Shah SA. Current status of surgical management of acute cholecystitis in the United States. World J Surg. outubro de 2008;32(10):2230-6.

Cucinotta E, Lazzara S, Melita G. Colecistectomia laparoscópica em pacientes cirróticos. Surg Endosc. Dez 2003;17(12):1958-60.

Curro G, Baccarani U, Adani G, Cucinotta E. Colecistectomia laparoscópica em doentes com cirrose ligeira e colelitíase sintomática. Transplant Proc. Jun 2007;39(5):1471-3.

Cynthia W. Ko (editora): Gallbladder Disease (Gastroenterology Clinics of North America: Volume 39, Issue 2), 2009.

Dan DV, Harnanan D, Maharaj R, Seetahal S, Singh Y, Naraynsingh V. Laparoscopic cholecystectomy: analysis of 619 consecutive cases in a Caribbean setting. J Natl Med Assoc. abril de 2009;101(4):355-60.

Danny A Sherwinter, Stalin Ramakrishnan Subramanian, Lee S Cummings, Michele F Malit, Sunny Leah Fink, Jerzy M Macura, Harry L Adler, Kurt E Roberts, Mary L Windle: Artigo sobre colecistectomia laparoscópica no Medscape Reference Drugs, Diseases& Procedures ; Atualizado: 10 de maio de 2013.

Dauer M, Lammert F. Testes de função obrigatórios e opcionais para distúrbios biliares. Best Pract Res Clin Gastroenterol. 2009;23(3):441-51.

DeLoach LJ, Higgins MS, Caplan AB, Stiff JL: A escala visual analógica no período pós-operatório imediato: Variabilidade intra-sujeito e correlação com uma escala numérica. Anesth Analg 2008;86:102-106.

Ebell MH, Siwek J, Weiss BD: Strength of recommendation taxonomy (SORT): Uma abordagem centrada no paciente para classificar a evidência na literatura médica. Am Fam Physician 2004;69:548-556.

Edwards R, Sarlani E, Wesselmann U, Fillingim RB: Avaliação quantitativa da perceção experimental da dor: Multiple domains of clinical relevance. Pain 2005;114:315-319.

El-Baalbaki G, Lober J, Hudson M, et al. Measuring pain in systemic sclerosis: comparison of the short-form McGill Pain Questionnaire versus a single-item measure of pain. Journal of Rheumatology. 2011;38(12) :2581-7.

El-Dawlatly AA, Al-Dohayan A, Fadin A. Anestesia epidural para colecistectomia laparoscópica em um paciente com cardiomiopatia dilatada: Relato de Caso e Revisão da Literatura. O Jornal da Internet de Anestesiologia. 2007;13(1).

Elhakim M, Elkott M, Ali NM, Tahoun HM (2000) Intraperitoneal lidocaine for postperative pain after laparoscopy. Ata Anaesthesiol Scand44: 280-284.

Elwood DR. Cholecystitis. Surg Clin North Am. Dez 2008;88(6):1241- 52, viii.

Feroci F, Kroning KC, Moraldi L, Borrelli A, Ottaviano A, De Prizio M, Scatizzi M: [Um novo método eficaz para reduzir a dor após colecistectomia laparoscópica]. G Chir. 2010; 31(10):423-8.

Frank H. Miller: Radiologic Clinics Of North America Radiology of the Pancreas, Gallbladder and Biliary Tract; 1325- 1354, 2002.

Gadacz TR. Atualização sobre colecistectomia laparoscópica, incluindo uma via clínica. Surg Clin North Am 80:1127-1145 (2000).

Gan TJ, Joshi GP, Zhao SZ, et al: O parecoxib sódico intravenoso pré-cirúrgico e o valdecoxib oral de acompanhamento para controlo da dor após cirurgia de colecistectomia laparoscópica reduzem as necessidades de opiáceos e os efeitos adversos relacionados com os opiáceos. Ata Anaesthesiol Scand 2004;48: 1194-1207.

George Shorten et al: Postoperative pain management: an evidencebased guide to practice; RB127, P672, (2006).

Giger UF, Michel JM, Opitz I, Th Inderbitzin D, Kocher T, Krahenbühl L. Risk factors for perioperative complications in patients undergoing laparoscopic cholecystectomy: analysis of 22,953 consecutive cases from the Swiss Association of Laparoscopic and Thoracoscopic Surgery database. J Am Coll Surg. Nov 2006;203(5):723-8.

Ginsburg, Ph.D., J.N.: Controlo da Função Gastrointestinal". Em Thomas M. Nosek, Ph.D. Fisiologia Gastrointestinal. Essentials of Human Physiology (Fundamentos da Fisiologia Humana). Augusta, Geórgia, Estados Unidos: Faculdade de Medicina da Geórgia. pp. p. 30. Recuperado em 2007-06-29.

Gore RM, Yaghmai V, Newmark GM, Berlin JW, Miller FH. Imagiologia de doenças benignas e malignas da vesícula biliar. Radiol Clin North Am 2002; 40:1307-1323.

Gumbs AA, Fowler D, Milone L, Evanko JC, Ude AO, Stevens P, et al. Cirurgia endoscópica transluminal de orifício natural transvaginal com colecistectomia: evolução inicial da técnica. Ann Surg. 2009;249:908 12.

Gupta SK, Shukla VK. Cálculos biliares silenciosos: um dilema terapêutico. Trop Gastroenterol. Abr-Jun 2004;25(2):65-8.

Gurusamy K, Junnarkar S, Farouk M, Davidson BR. Meta-análise de ensaios aleatórios controlados sobre a segurança e eficácia da colecistectomia laparoscópica em regime de internamento. Br J Surg. Feb 2008;95(2):161-8.

Heller SL, Lee VS. Imagem por RM da vesícula biliar e do sistema biliar. Magn Reson Imaging ClinNAm2005; 13(2):295-311.

Heffernan A: Electroanalgesia espinal transcutânea: Os seus efeitos na dor aguda e crónica e em voluntários saudáveis [Tese]. Leicester, Reino Unido, Leicester University, 2002.

Hilvering B, Draaisma WA, van der Bilt JD, Valk RM, Kofman KE, Consten EC: Ensaio clínico aleatório de infiltração pré-incisional combinada e instilação intraperitoneal de levobupivacaína para a dor pós-operatória após colecistectomia laparoscópica. Br J Surg. 2011; 98(6):784-9.

Hobbs GJ, Hodgkinson V: Avaliação, medição, história e exame. Em Rowbotham DJ, Macintyre P (eds): Acute Pain. Londres, Arnold, 2003, pp 93-111.

Horattas MC, Evans S, Sloan-Stakleff KD, et al: O rofecoxib (Vioxx) pré-operatório diminui a dor pós-operatória na colecistectomia laparoscópica? Am J Surg 2004;188:271-276.

Ingelmo PM, Bucciero M, Somaini M, Sahillioglu E, Garbagnati A, Charton A, Rossini V, Sacchi V, Scardilli M, Lometti A, Joshi GP, Fumagalli R, Diemunsch P: Nebulização intraperitoneal de ropivacaína para controlo da dor após colecistectomia laparoscópica: um ensaio duplamente cego, aleatório e controlado por placebo. Br J Anaesth. 2013; 110(5):800-6.

Associação Internacional para o Estudo da Dor. Taxonomia da IASP. Disponível em http://www.iasp-pain.org/AM/Template.cfm?Section=Pain_Defi...isplay. cfm&ContentID=1728. Acedido em 18 de setembro de 2012.

James S White: USMLE Road Map: Anatomia Bruta, 2003.

Jiranantarat V, Rushatamukayanunt W, Lert-akyamanee N, Sirijean R, Piromrat I, Suwannanonda P, Muangkasem J (2002) Efeito analgésico da instilação intraperitoneal de bupivacaína no pós-operatório de colecistectomia laparoscópica. JMedAssoc Thai 85:897-903.

Johnson RC, Hedges AR, Morris R, Stamatakis JD (1999) Ideal pain relief following laparoscopic cholecystectomy (Alívio ideal da dor após colecistectomia laparoscópica). Int J Clin Pract 53: 16-18.

Kahle, Color Atlas of Human Anatomy, 2003.

Kalkman CJ, Visser K, Moen J, et al: Previsão pré-operatória de dor pós-operatória grave. Pain 2003;105:415-423.

Kandil TS, El Hefnawy E: Shoulder pain following laparoscopic cholecystectomy: factors affecting the incidence and severity (Dor no ombro após colecistectomia laparoscópica: factores que afectam a incidência e a gravidade). J Laparoendosc Adv Surg Tech A. 2010; 20(8):677-82.

Katz DS, Rosen MP, Blake MA, et al; Painel de Peritos em Imagiologia Gastrointestinal. ACR

Appropriateness Criteria® dor no quadrante superior direito. [publicação online]. Reston (VA): Colégio Americano de Radiologia (ACR), 2013.

Katz J: Timing of treatment and pre-emptive analgesia. Em Rice A, Warfield C, Justins D, et al (eds): Clinical Pain Management: Acute Volume. Londres, Arnold, 2003, pp 113-162.

KD Lillemoe . Gestão atual da lesão da via biliar. Jornal Britânico de Cirurgia, 2008.

Kehlet H, Liu SS. Infusão contínua de anestésico local na ferida para melhorar o resultado pós-operatório: de volta à periferia? Anesthesiology. 2007;107:369-71.

Kelly DJ, Ahmad M, Brull SJ: Analgesia preventiva. I: Vias fisiológicas e modalidades farmacológicas. Can J Anaesth 2001;48: 1000-1010.

Kuon Lee S, You YK, Park JH, Kim HJ, Lee KK, Kim DG. Single-port transumbilical laparoscopic cholecystectomy: um estudo preliminar em 37 pacientes com doença da vesícula biliar. J Laparoendosc Adv Surg Tech A. 2009;19:495-9.

Kuy S, Roman SA, Sosa JA. Outcomes Following Cholecystectomy in Pregnant and Non-Pregnant Women in the United States [Resultados após colecistectomia em mulheres grávidas e não grávidas nos Estados Unidos]. Journal of Surgical Research [serial online]. fevereiro de 2009;151:235-6.

Kwon YJ, Ahn BK, Park HK, Lee KS, Lee KG. Qual é o momento ideal para colecistectomia laparoscópica em empiema de vesícula biliar? Surg Endosc. maio-4-2013;

Labaille T, Mazoit JX, Paqueron X, Franco D, Benhamou D (2002) The clinical e pharmac okinetics of intraperitoneal ropivacaine for laparoscopic cholecystectomy. Anesth Analg 94: 100-105.

Lammert F, Miquel JF. Doença do cálculo biliar: dos genes à terapia baseada em evidências.J Hepatol 2008;48(Suppl 1):S124-35.

LeBel AA: Avaliação da dor. Em Ballantyne J, Fishman SM, Abdi S (eds): The Massachusetts General Hospital Handbook of Pain Management, 2nd ed., Philadelphia, Lippincott Williams & Wilkins, 2002, pp 58-75. Philadelphia, Lippincott Williams & Wilkins, 2002, pp 58-75.

Lee IO, Kim SH, Kong MH, Lee MK, Kim NS, Choi YS, Lim SH (2001) Pain after laparoscopic cholecystectomy: the effect and timing incisional andintraperiton eal bupivacaine. Can J Anaesth 48: 545-550.

Lepner U, Goroshina J, Samarutel J (2003) Postoperative pain relief after laparoscopic cholecystectomy: randomized prospective double-blind clinical trial. Scand J Surg 92: 121-124.

Litwin DE, Cahan MA. Colecistectomia laparoscópica. Surg Clin North Am. Dez 2008;88(6):1295-313, ix.

Lien HH, Huang CC, Liu JS, Shi MY, Chen DF, Wang NY. A abordagem do sistema para prevenir a lesão do ducto biliar comum e melhorar o desempenho da colecistectomia laparoscópica. Surg Laparosc Endosc Percutan Tech. Jun 2007;17(3):164-70.

Litwin DE, Cahan MA. Colecistectomia laparoscópica. Surg Clin North Am. Dez 2008;88(6):1295-313, ix.

Liu L, Yang T, Bruno MJ, et al: Voltage-gated ion channels in nociceptors:Modulation by cGMP. J Neurophysiol 2004;92:2323-2332.

Loeser JD: Avaliação médica do doente com dor. Em Loeser JD, Butler SH, Chapman CR, et al (eds): Bonica's Management of Pain, 3ª ed. Baltimore, Lippincott Williams & Wilkins, 2001, pp 267-279.

Maestroni U, Sortini D, Devito C, Pour MoradKohan Brunaldi F, Anania G, Pavanelli L, Pasqualucci A, Donini A (2002) A new method of preemptive analgesia in laparoscopic cholecystectomy. Surg Endosc 16: 1336-1340.

Massarweh NN, Flum DR. Role of intraoperative cholangiography in avoiding bile duct injury. J Am Coll Surg. abril de 2007;204(4):656-64.

McAneny D. Colecistectomia aberta. Surg Clin North Am. Dez 2008; 88(6):1273-94, ix.

McLean TR. Risk management observations from litigation involving laparoscopic cholecystectomy. Arch Surg. Jul 2006;141(7):643-8; discussão 648.

Meara RS, Jhala D, Eloubeidi MA, Eltoum I, Chhieng DC, Crowe DR, et al. Biópsia FNA guiada por ultrassom endoscópico do ducto biliar e da vesícula biliar: análise de 53 casos. Cytopathology 2006; 17:42-49.

Miltenburg DM, Schaffer RL, Palit TK, Brandt ML. Cirurgia laparoscópica em crianças: Is It Better than Open Surgery? Pediatric Endosurgery & Innovative Techniques. 2001;5:13-7.

Mirizzi PL. Síndrome do Conduto Hepático. J Int de Chir. 1948;8:731- 77.

Mitra S, Khandelwal P, Roberts K, Kumar S, Vadivelu N: Pain relief in laparoscopic cholecystectomy--a review of the current options. Pain Pract. 2012; 12(6):485-96.

Moore K, Dalley A. Anatomia Clinicamente Orientada. 5th ed. Philadelphia, Pa: Lippincott Williams & Wilkins; 2005.

Mraovic B, Jurisic T, Kogler-Majeric V, Sustic A (1997) Intraperitoneal bupivacaine for analgesia after laparoscopic cholecystectomy.Ata Anaesthesiol Scand41: 193-196.

Mulvihill SJ . Tratamento cirúrgico da doença do cálculo biliar e complicações pós-operatórias. Semin Gastrointest Dis 14:237-244 (2003).

Myles PS, Troedel S, Boquest M, Reeves M: O análogo visual da dor escala: É linear ou não linear? Anesth Analg 2007;89:1517-1520.

Nagral S Anatomia relevante para colecistectomia. J. Min. Access Surg 2005;1:53-8.

Newcomb W, Lincourt A, Hope W, Schmelzer T, Sing R, Kercher K, Heniford BT. Prospective, double blinded, randomized, placebo- controlled comparison of local anesthetic and nonsteroid antiinflammatory drugs for postperative pain management after laparoscopic surgery. Am Surg 2007 Jun;73(6):618-24.

Novitsky YW, Kercher KW, Czerniach DR, Kaban GK, Khera S, Gallagher-Dorval KA, et al. Advantages of mini-laparoscopic vs conventional laparoscopic cholecystectomy: results of a prospective randomized trial. Arch Surg. Dez 2005;140(12):1178-83.

O'Hanlon DM, Colbert ST, Ragheb J, McEntee GP, Chambers F e Moriarty DC. Intraperitoneal pethidine for the relief of pain after laparoscopic cholecystectomy: randomized trial. World J Surg 2008 março;26(12):1432-36.

Omar Faiz, David Moffat: Anatomy at a glance; 2-44, 2002.

Ortiz J, Suliburk JW, Wu K, Bailard NS, Mason C, Minard CG, Palvadi RR: O bloqueio bilateral do plano transverso do abdómen não diminui a dor pós-operatória após colecistectomia laparoscópica quando comparado com a infiltração de anestésico local nos locais de inserção do trocarte. Reg Anesth Pain Med. 2012; 37(2):188-92.

Paul Hayden, Sarah Cowman: Anestesia para cirurgia laparoscópica, 2011.

Paulson J, Mellinger J, Baguley W (2003) The use of intraperitoneal bupivacaine to decrease the length stay in elective laparoscopic cholecystestomy patients. Am Surg 69:275-278.

Pejic MA, Milic DJ. [Tratamento cirúrgico de lesões polipóides da vesícula biliar]. Srp Arh Celok Lek. Jul-Ago 2003;131(7-8):319-24.

Peng PW, Li C, Farcas E, et al. Utilização de pregabalina em dose baixa em doentes submetidos a colecistectomia laparoscópica. Br. J. Anaesth. ;105:155161 (2010).

Pessaux P, Tuech JJ, Rouge C, Duplessis R, Cervi C, Arnaud JP. Colecistectomia laparoscópica na colecistite aguda. Um estudo prospetivo comparativo em doentes com colecistite aguda vs. crónica. Surg Endosc. abril de 2000;14(4):358-61.

Pierre-Alain Clavien: Doenças da Vesícula Biliar e dos Ductos Biliares: Diagnóstico e Tratamento, 2006.

Price DD, Bush FM, Long S, Harkins W: Uma comparação das caraterísticas de medição da dor das escalas analógicas visuais mecânicas e das escalas de classificação numérica simples. Pain 2004;56:217-226.

RajniGupta, J. Bojra, et al. Analgesia pós-operatória com fentanil intraperitoneal e bupivacaína: um ensaio de controlo aleatório. Canadian Journal on Medecine (abril de 2010).

Roake J. Síndrome de Mirizzi: Deja vu novamente. ANZ J of Surg. 2007;77(12) :1037.

Saladin K.S.: Anatomia Humana; 24-698, 2004.

Sanabria A, Dominguez LC, Valdivieso E, Gomez G. Antibiotic prophylaxis for patients undergoing elective laparoscopic cholecystectomy. Cochrane Database Syst Rev. 8 de dezembro de 2010;12:CD 005265.

Scatizzi M, Feroci F, Kroning KC: Eficácia para a dor após colecistectomia laparoscópica do Tabotamp embebido em bupivacaína a 0,5% colocado no leito da vesícula biliar: um ensaio clínico prospetivo e aleatório. Surg Endosc. 2009; 23(10):2214-20.

Siddiqui NA, Azami R, Murtaza G, Nasim S: Dor pós-operatória no local da porta após a retirada da vesícula biliar da porta epigástrica versus porta umbilical na colecistectomia laparoscópica: um estudo controlado randomizado. Int J Surg. 2012; 10(4):213-6.

Slezak J, Hacobian A: A história e o exame clínico. Em Ballantyne J, Fishman SM, Abdi S (eds): The Massachusetts General

Hospital Handbook of Pain Management, 2.ª ed. Philadelphia, Lippincott Williams & Wilkins, 2002, pp 37-46.

Diretrizes de cuidados do doente da SSAT. Comité de Cuidados do Doente, Sociedade de Cirurgia do Trato Alimentar (SSAT) . Tratamento de cálculos biliares e doenças da vesícula biliar. J Gastrointest Surg 8:363-364 (2004).

Strasberg SM. Lesão biliar em cirurgia laparoscópica: parte 2. Mudando a cultura da colecistectomia. J Am Coll Surg. outubro de 2005;201(4):604-11.

Subramaniam K, Subramaniam B, Steinbrook RA: Ketamine as adjuvant analgesic to opioids: Um estudo sistemático quantitativo e qualitativo

revisão. Anesth Analg 2004;99:482-495.

Suell MN, Horton TM, Dishop MK, et al. Outcomes for children with gallbladder abnormalities and sickle cell disease (Resultados para crianças com anomalias da vesícula biliar e doença falciforme). J. Pediatric 145:617621 (2004).

Szem JW, Hydo L, Barie PS (1996) A double-blinded evaluation of intraperitoneal bupivacaine vs saline for the reduction of postperperative pain andnausea after laparoscopic cholecystectomy. SurgEndosc 10: 4448.

Thistle JL, Longstreth GF, Romero Y, Arora AS, Simonson JA, Diehl NN, Harmsen WS, Zinsmeister AR: Factores que prevêem o alívio da dor abdominal superior após colecistectomia. Clin Gastroenterol Hepatol. 2011; 9(10):891-6.

Tina Sanders, Dra. Valerie Scanlon: Essentials of Anatomy and Physiology; 16-379, 2007.

Tonouchi H, Ohmori Y, Kobayashi M, Kusunoki M. Trocar a hérnia de sítio. Arch Surg. Nov 2004;139(11):1248-56.

Tucker ON, Fajnwaks P, Szomstein S, Rosenthal RJ. É necessária colecistectomia concomitante em pacientes obesos submetidos a cirurgia de bypass gástrico laparoscópico? Surg Endosc. Nov 2008;22(11):2450-4.

Tzovaras G, Fafoulakis F, Pratsas K, Georgopoulou S, Stamatiou G, Hatzitheofilou C. Spinal vs general anesthesia for laparoscopic cholecystectomy: interim analysis of a controlled randomized trial. Arch Surg. maio de 2008;143(5):497-501.

Van De Graaff : Van de Graaff Human Anatomy; 18-660, 2003.

Van Erpecum KJ. Lípidos biliares, água e cálculos biliares de colesterol. Biol Cell 2005;97(11):815-22.

Vinay Kumar Kapoor, Professor de Gastroenterologia Cirúrgica, Instituto de Pós-Graduação em Ciências Médicas Sanjay Gandhi, Lucknow, Índia. Um artigo de Anatomia do Fígado em medscape.com , Atualizado: Apr 18, 2012.

Werner MU, Duun P, Kehlet H: Previsão da dor pós-operatória através de respostas nociceptivas pré-operatórias à estimulação térmica. Anesthesiology 2004;100:115-119.

White P. The changing role of non-opioid analgesic techniques in the management of postperative pain. Anesth Analg. ;101:S5-22 (2005).

Yarmenitis SD. Ultrassom da vesícula biliar e da árvore biliar. Eur Radiol 2002; 12:270-282.

Yeh CN, Jan YY, Liu NJ, Yeh TS, Chen MF. Endo-GIA para ligadura do ducto cístico dilatado durante a colecistectomia laparoscópica: um método alternativo, novo e fácil. J Laparoendosc Adv Surg Tech A. Jun 2004; 14(3):153-7.

Yeon KY, Sim MY, Choi SY, et al: Mecanismos moleculares subjacentes à modulação da corrente de cálcio pela nociceptina. Neuroreport 2004;15:2205- 2209.

Zaliekas J, Munson JL. Complicações de cálculos biliares: a síndrome de Mirizzi, íleo de cálculos biliares, pancreatite de cálculos biliares, complicações de cálculos biliares "perdidos". Surg Clin North Am. Dez 2008;88(6):1345-68, x.

Zhong L, et al. Diagnóstico por imagem das doenças pancreato-biliares: um estudo de controlo.World J Gastroenterol 2003; 9(12):2824-2827.

Zhou PH, Liu FL, Yao LQ, Qin XY. Diagnóstico e tratamento endoscópico da síndrome pós-colecistectomia. Hepatobiliary Pancreat Dis Int. Feb 2003;2(1):117-20.

Zmora O, Stolik-Dollberg O, Bar-Zakai B, Rosin D, Kuriansky J, Perel A, Ayalon A (2000) Intraperitoneal bupivacaine does not attenuate pain following laparoscopic cholecystectomy. J Soc Laparosc Surg 4: 301304.

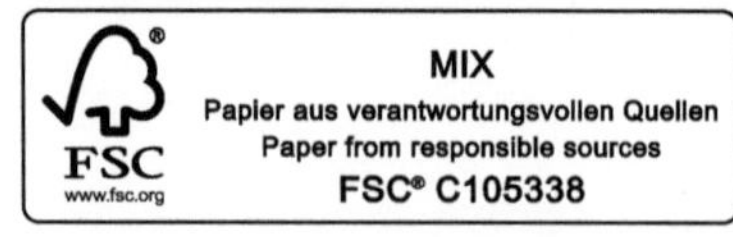

Printed by Books on Demand GmbH, Norderstedt / Germany